Petra Strößner
Leben, um zu sterben

Petra Strößner

# Leben, um zu sterben

Re Di Roma-Verlag

Bibliografische Information durch
Die Deutsche Bibliothek:
Die Deutsche Bibliothek verzeichnet diese Publikation in der Deutschen Nationalbibliografie; detaillierte bibliografische Daten sind im Internet über http://dnb.ddb.de abrufbar.

ISBN 978-3-86870-076-3



www.rediroma-verlag.de
13,95 Euro (D)

## **Vorwort** zum Buchtitel:
## »Leben, um zu sterben?«

Nein, ich verkörpere keinen neuen »Guru«; gebe auch keine neuesten Weisheiten bekannt und habe auch nicht das absolute Rezept für jedermann zum Glücklichsein zur Hand. **Was aber dann?**

Letztendlich eine **Zusammenfassung** praktischer Anwendungsmöglichkeiten und das Aufzeigen der Kausalzusammenhänge zwischen Leben und dem Sinn des Sterbens sowie den Umgang mit den einzelnen Sterbephasen. Im Anschluss befassen wir uns mit den Verarbeitungsmöglichkeiten für die Zeit »danach« unter der Betrachtungsweise: »Was kann ich für mich daraus zukünftig als Erbe verwenden?«

Im Zeitalter der Informationsüberflutung möchte ich klar und übersichtlich noch einmal das Bewusstsein dahin gehend schärfen, warum ausgerechnet **Sie und ich** überhaupt hier sind, wo es hin geht und was das alles soll.

Der Inhalt des Buches setzt sich zusammen aus:

- Gesammelten Erfahrungen in der Sterbebegleitung,
- Beobachtungen im Alltag sowie
- dem Zusammensetzen von Puzzle-Stücken vieler gelesener Bücher verschiedener großartiger Autoren, deren Namen ich nicht mehr alle weiß, geschweige denn, wer was gesagt hat, was man mir bitte verzeihen möge.
  Mir ging es um das Wesentliche nach meiner Auffassung und Wahrnehmung.

Jeder hat die freie Wahl, aus diesem Buch **das** für sich heraus zu nehmen, was für ihn nützlich ist und womit er für sich selber ein Stückchen klarer sieht und beruhigter werden kann. Was war meine Motivation bei der Beantwortung meiner mir selbst gestellten Frage: »Warum schreibe ich mein erstes Buch und wem nützt der Inhalt?« Es mag sich paradox anhören - denn eigentlich passt mir mein Leben so gar nicht und dennoch bin ich dankbar, dass es so gelaufen ist, sonst hätte ich vieles nicht hinterfragt; könnte nicht empfinden und mitfühlen; der Sinn des Ganzen wäre mir gleichgültig; die Tiefen blieben mir ein

Geheimnis und auch ich stände in der Gefahr, dass die Liebe in mir erkalten würde.

Damit komme ich zum Wichtigsten an sich, mich nämlich bei all den Menschen zu bedanken, denen es gelungen ist, Einfluss auf mich zu nehmen, die mich mit geprägt haben sowie auch Danke an die Lebensumstände, die mich in vielerlei Hinsicht ausgepresst haben. Dazu gehört auch das Bemühen, mich im Glauben zu stärken und Schwächen meinerseits zu ertragen und Entwicklungsstufen mit mir gemeinsam zu gehen. Heilfroh bin ich auch über die Vorbilder, die die Welt durchaus aufzuweisen hat und die mich in meinem Denken, Tun und Vorhaben sehr beeinflusst haben.

Dazu gehören die Schriftstellerin zum Tabu-Thema Sterben und alles, was damit einher geht, namens Elisabeth Kübler-Ross; dazu gehört das vorbildlich geführte stationäre Hospiz in Bochum – was mir alles Erforderliche mit auf den Weg gab, mich Sterbenden in entsprechender Haltung zu widmen. Seit dem Jahre 2000 übe ich die Sterbebegleitung auch im privaten Bereich aus, was mich immer wieder in dem Wunsch bestärkt, dies bis zu meinem eigenen Tod zu tun.

Und **»Sterbebegleitung«** braucht die Welt zukünftig mehr denn je zuvor. **Warum?** Es dürfte für niemanden übersehbar sein – und es spürt auch jeder –, dass die Liebe immer weniger praktiziert wird - vielerorts und aufgrund von Zu- und Umständen auch verständlich und nachvollziehbar – doch nützt es in Folge niemandem und vor allem ist es für einen selber ein absolutes Hindernis, erfüllt und zufrieden leben und sterben zu können. In Folge bleibt vieles im Ablauf des »Innenlebens« unerledigt und belastet im erheblichen Maße die Seele. Da Liebe immer ein Gemeinschaftswerk ist, braucht jeder einen Mitmenschen, der mindestens, was die Einstellung anbelangt, dazu bereit ist, denjenigen in Liebe zu begleiten und versucht ist, zusammen mit dem Betreffenden zu retten, was noch zu retten ist mit der Zielsetzung, dass der Betreffende in Frieden mit sich selbst und ohne Angst »ziehen kann«. Es kommt in meiner praktischen Begleitung nicht selten vor – was erschreckend ist –, dass Sterbende erst in dieser so intensiven und vielleicht wichtigsten Phase ihres Lebens erstmalig die Erfahrung machen, dass es sehr wohl nachfolgende Begriffe im Erleben gibt wie z.B.:

- ✓ angenommen zu werden – so wie man ist –,
- ✓ Vertrauen haben zu dürfen, ohne dass dieses missbraucht wird,
- ✓ Beistand zu spüren,
- ✓ einfach für ihn da zu sein – auch schweigend,
- ✓ den Betreffenden so zu begleiten, dass er von sich aus auf »seine Lösungen« kommt.

Häufig habe ich mir schon die Frage gestellt: Warum erst jetzt? Die Antwort liegt für mich in der häufig aufgezwungenen Lebensweise, die u.a.

- von einem übervollen Terminkalender bestimmt war;
- von falschen Wertvorstellungen;
- vom Nachjagen nach Zielen, die es in der Intensität nicht wert waren – was man bei Entscheidungsfindung meistens aber noch nicht weiß;
- sowie der Folgen von Entscheidungen, die ihren Preis erst im Nachhinein zeigen und dessen Begleichung einem den Atem raubt und einen nicht zur Besinnung kommen lässt.
- in der Genuss-Sucht.
- in Abhängigkeiten

Schon in meinem Vorwort wird deutlich, dass die Bewältigung des sinnvollen und erfüllten Lebens und Sterbens mit viel Verständnis einher geht. Einen anderen gangbaren Weg zeigt auch das meist gelesene Buch der Welt nicht auf. Ich empfehle Ihnen, dieses Buch periodisch zu lesen und es auf sich wirken zu lassen. Sie werden die Erfahrung machen, dass es Ihnen gut tun wird – ohne Folgen eines fahlen Beigeschmackes.

Fühlen Sie sich herzlichst mit mir verbunden – Ihre Petra Strößner

# Inhaltsverzeichnis

# Reifeprozeß

Den Menschen wurde ein
freier Wille und dieser Planet gegeben,
damit wir lernen können,
mit unseren Gefühlen zu leben,
denn es sind die Gefühle,
die erwachen,
wenn die Seele sich
in die menschliche Hülle begibt.

**Die Aufgabe besteht darin**
nach innen zu wachsen
zu einem geistigen Wesen
und zu einem wahren
Selbst zurückzufinden

**Nicht weiterentwickeln sollte man**
Gefühle wie:
Gier, Lügen, Lust, Macht und Sorgen

**Stattdessen**
ist die wahre Art des Menschen
zu teilen und Vereinbarungen zu treffen
(Auszüge aus dem Buch: Traumfänger von Marlo Morgan)

# Das Hier und heute

»Weil das Morgen noch nicht da und das Gestern schon vorbei ist,
**daher ist das Heute alles, was wir haben!**

Dieser **heutige Tag** und dieses mein Ich
sind ein einmaliges Ereignis im Universum.
Die Gegenwart ist die Frucht
meiner Vergangenheit
und der Same der Zukunft.

**Was kann man der Welt geben?**
Alles, was ich an Gutem tun kann,
als Dank für jeden Tag meines
Lebens.

## Mit Licht durchdringen

Durchdringe den Hass mit Mitleid...,
den Egoismus mit Bescheidenheit,
den Zorn mit Nachsicht,
die Grausamkeit mit Güte,
die dunklen Gedanken mit leuchtenden Gedanken.
Wenn die Dunkelheit kommt,
können wir sie nicht wegschaufeln oder ausreißen.
Aber wir können sie mit Licht durchdringen
und schließlich auf diese Weise besiegen.
Probleme bitte nicht unterdrücken,
sondern sich kreativ mit neuen
Dingen beschäftigen.
**Wenn man selbst genug Gutes schafft,**
**kann das Böse nicht**
**überleben.**

## Ohne Selbstmitleid

»..sobald wir irgendwie Probleme haben ...
oder uns einbilden, welche zu haben,
dann verbrauchen wir unsere ganze Energie
darauf, in der Lage zu verharren...
statt die Energie dazu zu nutzen,
uns **aus** der Lage zu befreien...«
Man muss den Wunsch haben,
nicht mehr unglücklich sein zu wollen!
»Irgendwann bekommt man trotz Kummer Hunger,
und dann erhebt man sich und
geht von allein auf die Leiter.«

## Seile des Glücks

Reisen, Gesundheit, Liebe,
Musik, Lesen, Kinder
Sonnenschein, Geld, Freunde
Es gilt zu lernen,
die Seile des Glücks so zu knüpfen,
dass, wenn ein Strang reißt,
das Seil zwar ein wenig schwächer wird,
aber nicht gleich alles in Stücke geht.
Das Ganze ist dann ja auch
viel leichter zu reparieren.

**Die meisten Menschen machen einen entscheidenden Fehler:**
Sie bilden in ihrem Geist
eine Art Kette aus all den Dingen,
die ihnen wichtig zu ihrem Glück erscheinen.
Wenn dann ein Glied bricht
– was recht häufig geschieht –,
geht ihre ganze Kette in Stücke
und all ihr Glück ist dahin.

## Die Spielsachen des Lebens

Das **Rad der körperlichen Bedürfnisse** lautet:
Freiheit von Hunger, Krankheit und Kälte.

Das **Rad der Liebe –**
das aus zwei Hälften der Liebe besteht:
Lieben und geliebt werden.

Die **Räder der irdischen Ziele**:
Das sind die Stationen auf dem Lebensweg, die der Reise einen Sinn geben, sich aber ständig ändern.

Das **Rad der göttlichen Ziele**:
Das sind die Dinge, die wir anstreben,
Dinge, die im Jenseits und außerhalb
der irdischen Grenzen liegen.

**Das Glück ist eine Schaukel zwischen**
**Wünschen und Haben**.

Wenn die Wünsche immer schwerer sind
als das Haben,
wird man
immer unten sein.
Wenn man aber sehr wenig hat und
noch weniger wünscht,
wird man immer oben sein.
Man sollte versuchen,
zu bekommen, was man sich wünscht;
wenn das aber nicht geht ...
sollte man zufrieden sein
mit dem, was man hat.

# Heilung von Menschen

Jeder Mensch kann heilen.

Wir müssen nur werthalten, was wir besitzen, und uns von den Dingen freimachen, die uns daran hindern, das voll zu würdigen, was wir haben. Es ist ungemein wichtig, dass wir das einsehen. Wir beschimpfen, bezweifeln, urteilen und kritisieren, und jedes Mal, wenn wir das tun, vermehren wir die Negativität in der Welt. Um einem Menschen zu helfen, müssen wir ihm Mitgefühl, Verständnis und Liebe, auf jeden Fall aber ein Mindestmaß an Sympathie entgegenbringen. Wenn wir solche Menschen – und natürlich haben es die schlimmsten am nötigsten – mit Liebe und positiven Gedanken umgeben, können wir auch noch die übelsten Zeitgenossen völlig verwandeln.

**Das größte Leid für einen Menschen ist der Kummer über die Liebe, die er nie erfahren hat.**

Am Verlässlichsten ist immer noch die Intuition. Sie kommt sehr schnell, sie ergibt häufig keinen Sinn, ist völlig unlogisch und fühlt sich unbeschreiblich an. Wenn wir ihr folgen, bekommen wir fast immer Schwierigkeiten, aber: »Könnte man die Canyons vor den Stürmen schützen, niemals erblickte man die Schönheit ihrer Schluchten.« Grundsätzlich gilt, dass wir den Kranken fragen sollten, was wir für ihn tun können, und er wird uns mitteilen, was **er** noch tun muss, um leben zu können, bis er stirbt. Wir können von Sterbenden lernen, so zu leben, dass wir keine unerledigten Dinge in unserem Leben mitschleppen, die uns belasten. Wir müssen lernen, dass es grundsätzlich an uns selbst liegt, – an dem Unerledigten, das wir mit uns herumtragen, wenn wir negativ auf einen Menschen oder eine Sache reagieren. Wir sollten stets nachdenklich werden, wenn ein Mensch uns das Gefühl gibt, ungeliebt, ungewollt und unnötig zu sein, denn jedes Mal, wenn wir ärgerlich über einen Menschen werden, besonders über einen Kranken oder Sterbenden –, dann macht dieser Mensch uns ein Geschenk, indem er an den unerledigten Dinge rührt, die wir selbst noch mit uns herumtragen. Wir müssen nichts weiter dafür tun, als unsere Negativität loswerden. Dann werden wir fähig sein, zu hören, was der Kranke an Hilfe braucht; von wem er sie braucht und was wir brauchen, um zu Ende zu führen, was wir noch nicht beendet haben. Wir tun dies aus einer Haltung des Mitfühlens heraus, ohne zu werten oder zu urteilen. Dies setzt die Fähigkeit der bedingungslosen Liebe voraus.

# Im Leben

Angebliche Tragödien im Leben
sind in Wirklichkeit Herausforderungen,
die wir brauchen, um unser Leben zu ändern.
Entweder geht jemand daran kaputt oder
er kommt poliert wieder heraus.
Wir können allerdings sicher sein,
dass niemandem mehr auferlegt wird,
als er denn tragen kann.

Da Gott nun auch ein Lehrer ist, gibt er
– wie ein solcher in der Schule auch –
besonders begabten Schülern
eine besondere Aufgabe,
die aber gelöst werden kann.

Ziel
Das höchste Ziel im Leben kann nur sein,
immer die **ethisch** hochstehendste Entscheidung zu treffen.

Verlust
Wenn wir etwas verlieren,
so bekommen wir dafür stets etwas zurück,
das mehr wert ist als das, was wir verloren haben!

Gutes tun wollen
Man kann nicht einem Menschen auf dieser Welt etwas Gutes tun ,
wenn damit gleichzeitig einem anderen etwas Böses zugefügt wird!

# Liebe

Wenn wir einem Menschen wirklich bedingungslose Liebe entgegenbringen, dann achten wir ihn und werden nicht versuchen, ihn zu überzeugen, zu bekehren oder zu verändern.

Wir können rein verstandesmäßig die Bösartigkeit einer Erkrankung beurteilen; der Sterbende jedoch hat das intuitive Wissen. Wenn wir jetzt zusammenarbeiten – wenn wir bereit sind, uns gegenseitig zu achten und zu unterstützen, dann können wir einander auch wirksam dabei helfen, heil zu werden.

Beispiel:
**Ein Krebspatient sah seinen Körper nicht mehr als verseuchten Krebszellenkörper an, sondern als einen Körper voller Zwerge. Jeder dieser Zwerge trug liebevoll eine Krebszelle fort!**

Wir können die Menschen allerdings nicht retten, denn wenn wir das tun, werden die Betroffenen die Lektion, vor der wir sie bewahrt haben, immer noch lernen müssen.

Wir können also nicht wissen, warum ein Mensch dieses besondere Schicksal erleidet. Liebe heißt zu wissen, wann man Stützräder am Fahrrad eines Kindes befestigen muss und auch zu wissen, wann man sie abnehmen muss.

## Sinn des Leidens

Was auch immer an Veränderungen mit Ihnen geschieht, es will Sie etwas ganz Bestimmtes lehren, dass Sie sonst nicht gelernt hätten. Es werden Ihnen allerdings nicht mehr Prüfungen zugeteilt, als Sie brauchen, um reif zu werden. Jeder Mensch auf der Welt dient einem ganz bestimmten Zweck. Wenn es Ihnen also gelingt, hinter das Leid zu sehen und zu entdecken, was Sie dabei **lernen können**...; wenn Sie in dieser Situation einen Menschen haben, der bei Ihnen ist und sich um sie sorgt, dann kommen Sie vielleicht so weit, das Leiden akzeptieren zu können.

Ist dies nicht gegeben, schauen Sie mal auf die andere Seite und Sie werden feststellen, dass Sie einer der bevorzugten Menschen sind, die die ganze Hohlheit, die sie bisher mit sich herumgeschleppt haben, einfach über Bord werfen können. Entscheidend ist nämlich nicht die Anzahl der Jahre des Lebens, sondern die Qualität des Lebens, die in der **Geisteshaltung** ihren Schwerpunkt hat. »Wenn der Schüler bereit ist, wird sich auch ein Lehrer finden«.

Seit 47 Mill. Jahren gibt es den Menschen; seit 7 Mill. Jahren in seiner gegenwärtigen Existenzform, die den Aspekt des Göttlichen zumindest einschließt. Doch ohne die Kreuzigung gäbe es die Auferstehung nicht. Ohne die Stürme des Lebens könnten die Menschen nicht in Frieden sterben, mit der Würde und dem Wissen, das wir alle im Augenblick des Todes nötig haben.

Wenn Sie heute in Ihrem Leben in allem die ethisch hochstehendste Entscheidung treffen - nicht nur in dem, was Sie tun, sondern auch in dem, was Sie sagen und denken - dann wird der Augenblick ihres Todes für Sie ein unfassbar seliger Augenblick sein. Reif werden ist der einzige Zweck aller Existenz auf diesem Planeten Erde.

Wenn Sie als Kind geschlagen wurden, werden Sie Ihre Kinder wiederum schlagen, weil Sie voller Schmerz, Frustration und ohnmächtiger Wut stecken. Wenn man Ihnen nicht hilft, all Ihren Schmerz herauszulassen, werden Sie diese Gefühle weitergeben. **Zorn**

**ist ein ganz natürliches Gefühl, was in seiner natürlichen Form nur <u>15 Sekunden dauert</u>. Diese Zeit reicht aus, »Nein danke« zu sagen!**

Sie können nicht in die nächste Klassen versetzt werden, bevor Sie nicht alle Lektionen gelernt haben, die Sie in diesem Leben lernen sollen, und anderen all das beigebracht haben, was Sie in diesem Leben lehren sollen.

Jeder neue Test wird härter und schwieriger, doch gleichzeitig fällt es Ihnen immer leichter, die Anforderungen zu bewältigen. Dies bedeutet, dass Sie letztendlich selber dafür verantwortlich sind, welche Lektionen Ihnen auferlegt werden, denn Sie haben die Lektionen auf jeden Fall zu lernen, so oder so. Demzufolge ist der Zweck des Lebens die spirituelle Entwicklung: innerlich zu wachsen, bis Sie schließlich so vollkommen sind, dass Sie auch einen Durchlauf in der Zentrifuge überstehen.

Wenn Sie durch diese »Schleuder des Lebens« geschickt werden, dann wissen Sie, dass es nur an Ihnen liegt, **ob Sie als geschliffener Diamant oder als gebrochener Mensch wieder herauskommen**. Zugegeben, der Sinn des Leidens ist allerdings nur aus der Entfernung erkennbar. Man braucht ganz einfach eine gewisse Distanz, um klar sehen zu können.

## Zusammenhang Leben

Erziehung und was wird dann?

Tröstliches:
Die Wahl der Familie, in die wir hinein geboren werden, hängt von der Stufe ab, die wir bei der Seelenwanderung erreicht haben.
Wir haben diesen Vater und diese Mutter, weil nur er und nur sie uns erlauben werden, einen winzig kleinen Schritt nach vorn zu tun.

»Alles ist geordnet,
von oben geregelt.
Alles, was uns geschieht,
geschieht uns,
weil es einen Sinn hat.«

Veränderungen an einem selbst mehren sich unbemerkt, ganz allmählich, und irgendwann kommen sie dann zum Ausbruch.

Plötzlich unterbricht eine Person den Kreislauf;
beschließt anders zu sein.

Schicksal, Vererbung, Erziehung, Bestimmung, Berufung?

Wenn wir nur einen Augenblick innehalten, um darüber nachzudenken, überkommt uns Bewunderung angesichts des großen Geheimnisses, das hinter allem verborgen ist.

Hinter einem Alltagstrott eines bürgerlichen Menschen
verbirgt sich oftmals in Wirklichkeit
eine ständige Bewegung,
die aus kleinen Aufschwüngen,
Zerrissenheiten,
unerwarteten Finsternissen und
tiefsten Einbrüchen
besteht.

## Zusammenhang Leben

Folgen von Fehlern

Inneres Gleichgewicht

Der Körper ist so. Er hat sein inneres Gleichgewicht und ein Nichts genügt, um es aus dem Lot zu bringen.

Folgen der sexuellen Revolution

Nachdem die Verbote und die Einzigartigkeit der Person weggefallen sind, hat auch die Leidenschaft im erheblichen Maße eingebüßt.

Es kommt einem oftmals so vor, als würden viele aus Höflichkeit essen, was ihnen angeboten wird, ohne jedoch den Geschmack wahrzunehmen.

Angebote im Übermaß

Voll von der Wirklichkeit, die uns umgibt, können wir nur einen kleinen Ausschnitt erfassen.

Und in diesem Ausschnitt herrscht oft Verwirrung, weil er voller Wörter ist und die Wörter uns meistens nur im Kreis herumführen, anstatt uns einen weiteren Raum zu eröffnen.

Gewohnheiten

Von allen Gewohnheiten des modernen Menschen ist das Lesen von Tageszeitungen eine der schlechtesten.

Morgens, in dem Augenblick, in dem die Seele am offensten ist, ergießt sich so das ganze Übel, das die Welt am Tag zuvor hervor gebracht hat.

Gewaltentwicklung

Zu einem erlittenen Seelenschmerz gesellt sich nach einiger Zeit die Empörung hinzu. Diese wandelt sich mit der Zeit in Wut.

Dort, wo es eine Gewalttat gibt, bleibt für immer etwas in der Atmosphäre hängen.

Die Luft wird zersetzt – ist nicht mehr kompakt.

Diese Zersetzung löst zum Ausgleich nicht etwa milde Gefühle aus, sondern fördert Exzesse.

## Zusammenhang Leben

Glück – Freude

Der Mensch hat zu viele Bedürfnisse und Sorgen, sodass es nie von ihm alleine abhängt, ob er ruhig und glücklich sein kann.

Anders der Baum!
Von dem Augenblick an, in dem er aus der Erde sprießt, bleibt er bis zu seinem Tod immer an derselben Stelle stehen. Mit seinen Wurzeln ist er dem Herzen der Erde näher als jedes andere Ding. Mit seiner Krone ist er allerdings dem Himmel am nächsten.

**Das Glück**

Das Glück hat immer einen Gegenstand. Wir sind über etwas glücklich – es ist ein Gefühl, dessen Auftreten von etwas Äußerem abhängt.

**Die Freude**

Die Freude hat keinen Gegenstand.
Sie kommt ohne jeden ersichtlichen Grund über uns.
Sie gleicht in ihrem Wesen der Sonne,
leuchtet Dank der Verbrennung ihres eigenen Herzens.

**Der Meister**

Den einzigen Meister, den es gibt, ist die innere Stimme.
Um sie wahrzunehmen, müssen wir schweigen – alleine schweigen.

Zu Anfang hört man nichts.
Das einzige, was wir empfinden, ist Schrecken.

Doch dann beginnen wir – weit weg – eine Stimme zu vernehmen.
Es ist eine ruhige Stimme und zuerst irritiert sie uns vielleicht in ihrer Belanglosigkeit.

Es ist seltsam.
Wenn wir erwarten, die größten Dinge zu hören, zeigen sich uns die kleinen.

Sie sind so klein und so selbstverständlich,
dass wir fast schreien möchten:
»Ist das alles?«

Wenn das Leben einen Sinn hat – wird die Stimme sagen – so ist es der Tod, dem das Leben in der geistigen Seins-Ebene folgt, für die wir uns im irdischen Leben entschieden- und uns danach ausgerichtet haben,

bewusst oder unbewusst.

Es geht um Gefühle, Charaktereigenschaften, Sinneswandel und wie wir es jeweils gemeint haben, ob gut oder böse.

In dem jeweils zugewiesenen Bereich finden wir unseres Gleichen wieder, mit denen es gilt, Gemeinschaft zu haben.

Zu verstehen, wo wir ankommen sollen, ist ein Prozess voller Hindernisse, aber mitreißend.

Nur der Schmerz lässt uns wachsen.
Wir müssen uns ihm allerdings stellen.
Wer ausweicht oder sich bemitleidet,
ist dazu bestimmt, zu verlieren.

In einer Phase der inneren Leere
nimmt die Verschiedenheit
des Schmerzes Gestalt an.

# Zusammenhang Leben
## Der Himmel

Der Himmel aus Sicht eines Kindes:

Der Himmel ist eine Art großes Hotel,
wo jeder sein Zimmer haben wird.

In diesem Zimmer treffen sich nach dem Tod alle Personen,
**die einander liebgehabt haben**
und ab nun für immer zusammen bleiben.

Wenn es keinen Platz mehr gibt,
muss man die Augen zumachen und eine Minute lang sagen:

»Raum, erweitere dich«,
dann wird das Zimmer sofort größer.

## Zusammenhang Leben

Lebensabläufe

Kindheit und Alter gleichen sich.
In beiden Fällen sind wir
- aus unterschiedlichen Gründen -
ungeschützt.

Wir nehmen noch nicht,
oder nicht mehr,
am aktiven Leben teil
und können für alles empfänglich sein.

Während der Pubertät beginnt sich dann
ein unsichtbarer Panzer um unseren Körper zu legen.
Er wird während des Erwachsenen-Lebens immer dicker.

Die Tränen,
die dann nicht mehr heraus können,
lagern sich auf unserem Herzen ab.

Lange Zeit schlummern die traurigen Erinnerungen in
einer der unzähligen Höhlen des Gedächtnisses.

Dann,
eines schönen Tages,
kommen sie wieder an die Oberfläche.

Der Schmerz,
der sie begleitet,
ist wieder gegenwärtig;
heftig und stechend
wie an jenem Tag vor so vielen Jahren.

# Zusammenhang Leben

Liebe – Kraft

**Die Liebe ist nichts für Faule**

Um sich in aller Fülle zu entfalten, verlangt sie manchmal eindeutige starke Taten.

Die Haupteigenschaft der Liebe ist die KRAFT.
Ein Bestandteil der Liebe ist die Anziehung zwischen den Geschlechtern.
Wir erkennen es am Anfang durch die wahrzunehmende Leidenschaft, Begeisterung.

Wir lassen uns von der Wärme, die aus jedem Satz des anderen herüber strömt, anstecken.

Wir empfinden unseren eigenen Körper als grenzenlos.
Wir haben das Gefühl, die Umrisse dehnen sich aus und das Wachstum versetze die Luft bei jeder Bewegung in Schwingungen.
Die Haut wird glatter; die Augen strahlender; wir beginnen zu singen.

Was läuft dabei im Hintergrund ab?
Zwischen unserer Seele und unserem Körper
gibt es viele kleine Fenster,
durch die,
wenn sie offen sind,
die Gefühle hin- und her strömen.

Der Körper gibt der Seele viel Licht und umgekehrt.
Sie spiegeln und erleuchten sich gegenseitig.
Dadurch bildet sich rund um einen eine goldene, warme Aura,
die andere anzieht wie der Honig die Bären.

Sind die Fenster nur angelehnt, dringt kaum etwas durch,
und nur die Liebe kann sie alle auf einmal
wie durch einen Windstoß schlagartig öffnen.

**Die Kraft**

Sind wir mit einem Menschen in dieser Form verbunden, kann es soweit gehen, dass, wenn dieser Mensch am anderen Ende der Welt stirbt, sich dies in unserer eigenen Umgebung bemerkbar macht; z.B. dass genau zu diesem Zeitpunkt die Bretter im Kleiderschrank einstürzen.

**Das Licht**

Nach solch einem Erlebnis kommt es häufig vor, dass uns klar wird, dass das Licht, in dem wir in den letzten Jahren erstrahlt waren, nicht aus dem eigenen Inneren kam, sondern nur ein **Widerschein** war.

Das empfundene Glück, die Liebe gespürt und gelebt zu haben, gehörte uns nicht wirklich. Wir haben sie nur wie einen Spiegel aufgefangen. Der andere sandte das Licht aus – wir selber reflektierten es nur.

**Der Dank**

Dann sollten wir nicht traurig sein, dass wir etwas Wertvolles verloren haben, sondern dankbar dafür sein, dass wir es gehabt haben. Einander zu begegnen ist jedoch nur wenigen vergönnt. Alle anderen sind gezwungen, in einem Zustand der Unzufriedenheit und der ständigen Sehnsucht zu leben.

<u>Es handelt sich dabei um:</u>

Verlegenheitslösungen,<br>
oberflächliche vergängliche Sympathie,<br>
körperliche Anziehung,<br>
gesellschaftliche Konventionen (nicht zu unterschätzen)

## Zusammenhang Leben

Sich von Fesseln befreien

Wenn Sie unter der Eiche sitzen,
seien Sie nicht Sie selbst –
sondern ein Blatt der Eiche.

Seien Sie ein Baum im Wald;
ein Grashalm auf der Wiese;
ein Mensch unter den Menschen.

Bei dieser Vorgehensweise wächst ein
heiteres Bewusstsein zu existieren.
Dies ist eine seltsame Leichtigkeit.
Es ist nicht Glück, sondern Freude.

Es ist auch keine Euphorie.
Es ist auch keine Begeisterung.

Man fühlt sich auch nicht weiser.
Es geht darum,
zwischen dem äußeren Schein und
der Stimme des Herzens zu wählen.

# Zusammenhang Leben

Sinn der Probleme

Sinn

Die Dinge, die uns geschehen, geschehen nie umsonst,
sondern um ihrer selbst willen.

Jede Begegnung, jedes kleine Ereignis
birgt eine Bedeutung in sich.
Das Verständnis für sich selbst
entsteht aus der Bereitschaft,
diese anzuerkennen;
aus der Fähigkeit,
in jedem beliebigen Moment die Richtung zu ändern;
aus der alten Haut zu schlüpfen
wie eine Eidechse beim Wechsel der Jahreszeit.
Verständnis erwächst aus Demut,
nicht aus dem Stolz zu wissen!

Verständnis und Oberflächlichkeit hängen nicht mit dem Alter zusammen, sondern mit dem Weg, den jeder einzelne geht.

Daher:
»Bevor du über einen Menschen urteilst, gehe drei Monde lang in seinen Mokassins.«

Die Lösung der Probleme ergibt sich aus der täglichen Erfahrung,
daraus,
dass man die Dinge so sieht, wie sie wirklich sind
und nicht so,
wie sie nach Meinung von jemand anderem sein müssten.

In dem Moment, in dem wir beginnen,
den Ballast abzuwerfen,
das auszusondern,
was nicht zu uns gehört,
was von außen kommt,
sind wir schon auf dem richtigen Weg.

# Zusammenhang Leben

Wegweiser des Lebens

<u>Späte Erkenntnis:</u>

Viel später merken wir, dass die Straße, die wir gegangen sind,
schon da war; dass jemand sie uns schon vorgezeichnet hat
und uns nichts blieb, als sie weiter zu gehen.

Wir beginnen irgendwann zu ahnen,
dass die Dinge nicht nur von uns selbst abhängen.

Die Wege, die wir gegangen sind,
waren nicht gerade, sondern voller Scheidewege.
Bei jedem Schritt gab es einen Wegweiser,
der in eine Richtung deutete.

Manche dieser Abzweigungen haben wir eingeschlagen,
ohne es überhaupt zu merken;
andere haben wir gar nicht gesehen.

Wir haben nicht gewusst, wohin die Abzweigung,
die wir links liegen gelassen haben, geführt hätte;
ob an einen besseren oder schlechteren Ort.
Wir wissen es nicht und trauern ihnen dennoch nach!

An den Gabelungen der Wege begegnen wir anderen Leben.
Ob wir sie kennenlernen oder nicht;
ob wir in einen tiefen Austausch mit ihnen treten
oder sie nicht beachten,
hängt allein von der Wahl ab,
die wir in einer Sekunde treffen.

Ob wir weitergehen oder abbiegen,
bestimmt oft über die ganze Existenz und
über die der Menschen,
die mit uns zusammenleben.

Aber eines ist immer gewiss:
Es ist das Unterbewusstsein (Gefühle),
was dem Bewusstsein (Verstand)
lange Zeit voraus ist.
Und das ist absolut faszinierend!

Ein Beispiel von mir selber:
Wie ich mich mit Herz und Verstand
ganz klar dafür entschieden habe,
mich für das Hospiz und die Sterbebegleitung zu engagieren,
waren keinerlei Anzeichen erkennbar,
dass ich bereits drei Jahre später selber ernsthaft erkranken würde.

Damit will ich sagen, dass ich zwar nicht verschont wurde –
aber ganz sicher zu den wenigen gehöre,
die sanft darauf vorbereitet wurden.

Wie denn?

Mein Unterbewusstsein hat mich in Form meines Wunsches
- im Bereich würdigen Sterbens aktiv mitzuwirken –
darauf vorbereitet,
für mich selber dann damit umgehen zu können und
die richtigen Leute zum richtigen Zeitpunkt
um mich herum haben zu dürfen.

Danke.

Ich kann Ihnen nur den Tipp geben
– und dass in allen Lebenslagen –

auf Ihr Inneres zu hören.
Es ist ein großer Meister!

## Grundgefühle

Wir unterhalten uns jeden Tag mit vielen Menschen; aber nicht jedes Gespräch verläuft so, wie wir oder die anderen es wünschen. Damit ein Gespräch zu einer befriedigenden Kommunikation wird, müssen wir wissen, dass es auf mindestens zwei Ebenen verläuft - **auf der Sachebene** und **auf der Gefühlsebene.**

Das heißt:

In einem Gespräch werden nicht nur Informationen ausgetauscht, sondern auch Gefühle ausgedrückt. Mein Gegenüber fühlt sich nur dann richtig verstanden, wenn er mit seinen Gefühlen bei mir ankommt. Alle Gefühle können auf fünf Grundgefühle zurückgeführt werden: **Angst,** Trauer, Zorn, Eifersucht, Liebe

Diese fünf natürlichen Gefühle verfügen alle über die Tendenz, sich ins Unnatürliche zu verzerren.

### Natürliche Angst

Es gibt die Angst, aus großer Höhe herabzustürzen und die Angst vor unerwarteten lauten Geräuschen.

Diese beiden Angstformen schützen uns vor Verletzungen und dienen zum Überleben.

Es gibt auch die unnatürliche Angst vor dem »Nicht geliebt werden«. Nur wer sich davon freisprechen kann, ist in der Lage, ein ganzes, volles Leben zu leben!!

### Kummer

Es soll eines der größten Geschenke sein, die wir mitbekommen haben, denn der Kummer befähigt uns, um die Verluste, die wir im Leben erleiden, zu trauern - ausgedrückt durch Tränen und Mitteilung. (unterdrückter Kummer führt zu Asthma).

Unnatürlicher Kummer ist Selbstmitleid, anhaltende schlechte Laune, Depressionen, Schuldgefühle, Selbstvorwürfe, Schuldzuweisungen.

### Zorn und Wut

Der natürliche Zorn dauert nur 15 Sec., dann ist er vorbei, so wir ihn herauslassen.

Er dient der Selbstbehauptung, dem Selbstschutz und dem Wandel.

Unnatürlicher Zorn ist, wenn der Anfall länger dauert, denn dann hat sich vorher schon etwas in uns aufgestaut und wurde nicht abgearbeitet.

Wenn wir uns dem nicht stellen, entwickeln sich in Folge Wut, Hass, Rachsucht, Bitterkeit. Dies führt auf Dauer zu Herzkrankheitsbeschwerden. Es sind die unterdrückten negativen Gefühle, die so viele Menschen in unserer Gesellschaft umbringen. Man kann seinen Schmerz und Zorn auch insoweit nutzen, dass man anderen hilft.

**Natürliche Eifersucht**
Sie ist im Grunde genommen ein positives Gefühl, denn sie unterstützt den Nachahmungsreflex und treibt uns an.
Unnatürliche Eifersucht kann bei Unterdrückung der natürlichen Eifersucht entstehen und zeigt sich im ständigen Konkurrenzgeist, im Streben nach Alleinbesitz, Selbstverurteilung, Neid.

**Natürliche LIEBE**
Sie besteht aus Pflege, Fürsorge, Betreuung, der Fähigkeit »NEIN« zu sagen und somit Grenzen zu setzen, um anderen zur Selbstständigkeit, mehr Selbstwertgefühl, Selbstvertrauen und Liebe zum eigenen Selbst zu verhelfen.
Die unnatürliche Liebe ist an Bedingungen geknüpft mit dem Ziel, anderen gefallen zu wollen, um deren Liebe zu erkaufen.
Wenn sich Menschen später als unvollkommen erweisen, dann deshalb, weil sie nicht genügend Liebe und Verständnis bekommen haben.
Das schlimmste, was wir einem Menschen antun können - der abscheulich, gemein und böse ist - wir sind lieb zu ihm!

Psycho-Logik
**Die Sachebene/ Sachlogik** bewegt uns lediglich zu **1/8** zum Handeln.
Dazu gehören Faktoren wie:
- Zeit, Hierarchie, Medien, Theorien,
- Aufgaben, Arbeitsmittel und Lerninhalte,
- Sachinformationen, Vorgaben, Arbeitsanliegen.

Die **Psychosoziale** Ebene bewegt uns immerhin zu **7/8** zum Handeln.
Hierzu gehören emotionale Beweggründe wie:
- Mut, Angst, Zuneigung, Liebe, Wünsche, Werte,
- Sympathie, Akzeptanz, Antipathie, Vertrauen,
- Status, Tabus, Sicherheit, ungeschriebene Gesetze.

## **Bedürfnishierarchie** nach Maslow

Betrachtungsweise:
Können wir uns Auswirkungen auf die einzelnen Ebenen vorstellen, wenn wir sterbenskrank wären?

### ***Physische Seinsebene***

1. **physische Existenz**: Nahrung, Kleidung, Unterkunft
   Änderung im sterbenskranken Zustand:
   Ernährungsänderung,
   Wechsel der Unterkunft (z.B. Hospiz)
   evtl. nur noch Nachthemd

2. **Sicherheit:** Schutz der Gesundheit, Altersvorsorge, Vorratshaltung
   Änderung im sterbenskranken Zustand:
   Palliativmedizin,
   der Vorrat wird aufgebraucht

### ***Psychische Seinsebene – sozialer Bezug:***

3. **Zugehörigkeit**: sozialer Kontakt, Dazugehörigkeit, Geborgenheit in der Gemeinschaft, Akzeptiert-Sein
   Änderung im sterbenskranken Zustand:
   Geborgenheit in Form von Pflege und Begleitung in Liebe

4. **Prestige, Status**: Anerkennung durch andere
   Änderung im sterbenskranken Zustand:
   wird unbedeutend, nur noch lebende pflegende Mitmenschen (Berührung, Kommunikation)

5. **Eigenwert:** Autonomie,
   vorhandene Kapazitäten zur Geltung kommen lassen;
   Selbstachtung
   Änderung im sterbenskranken Zustand:
   Abhängigkeit wird bewusster,
   Bin ich es wert? Schamgefühl, Unselbstständigkeit

***Geistige Seinsebene***

6. **Persönliche Weiterentwicklung:**
   realisieren des eigenen Potenzials;
   Wachstum und Lernfortschritt;
   Zunahme der Verantwortung

   Änderung im sterbenskranken Zustand:
   loslassen lernen,
   mit allem und sich selbst Frieden schließen

7. **Sinnfindung**: Annahme bei Gott

## Zur Psychologie der **Wahrnehmung**

### Wie wirklich ist die Wirklichkeit?

Wir neigen dazu zu glauben, was wir sehen – leider sehen wir vor allem, was wir glauben. Ohne Vorurteile können wir nicht leben. Sie sind aber nicht wirklichkeits- und situationsgerecht. Sie stellen eine Blickverengung dar, die immer wieder hinterfragt und korrigiert werden muss.

Was aber anstelle von Vorurteilen?

- Sich jeder neuen Situation neu stellen,
- sich Informationen holen anstelle Vermutungen zu Informationen umzudefinieren,
- die Wirklichkeit an sich heranlassen und damit auch Unsicherheit zulassen,
- seinen eigenen Wahrnehmungsfilter kennen, um bewusster gegensteuern zu können.

Wahrnehmung ist Voraussetzung echter Begegnung. Wenn ich mich selbst nicht wahrnehmen kann, kann ich auch andere nicht wahrnehmen. Wenn ich den anderen Menschen nicht wahrnehmen kann, kann ich ihn auch nicht begleiten. Ich laufe höchstens Gefahr, ihm gut gemeinte Ratschläge (Totschläge) zu geben oder all das zu tun, was meinen eigenen Bedürfnis in einer ähnlichen Situation entsprechen würde. Das kann aber für mein Gegenüber genau das Falsche sein, weil dieser Mensch anders ist als ich. Um andere wahrzunehmen, muss ich meine Wahrnehmungsfähigkeit ganz allgemein entwickeln.

Das lässt sich auf jedem Waldspaziergang üben:

- Ich versuche zum Beispiel, sehr bewusst zu sehen.
- Ich bleibe vor einem Baum stehen, betrachte ein einziges Blatt - nehme mir dazu die Zeit.
- Ich verzichte auf ein Urteil.
- Ich will nur sehen.
- Oder ich lausche und versuche, die verschiedenen Geräusche wahrzunehmen.

Auf diese Weise kann ich all meine Sinne schärfen: Was sehe, höre, rieche, schmecke, spüre ich? Zur Selbstwahrnehmung gehört, dass ich meine eigenen Gefühle zulassen und ausdrücken kann:

- Wie ist das, wenn ich traurig oder verzweifelt bin -,
- wenn ich glücklich bin oder erleichtert -,
- wenn ich einsam bin oder Angst habe?

Ich mache mir bewusst, wie ich normalerweise mit den eigenen Gefühlen umgehe.

- Kann ich Schmerz und Trauer zulassen?
- Kann ich mich freuen?
- In welchen Situationen lache oder weiche ich...?
- Nehme ich die Menschen um mich wahr?
- Weiß ich, wie es meinen Freunden und Nachbarn geht?
- Wie kann ich andere präziser wahrnehmen, ohne meine eigenen Gefühle und Stimmungen in sie hinein zu interpretieren?

Wahrnehmungsbereiche:
Körpergefühl, Tast-/Greifsinn, Lagesinn, Schwingungen, Geschmackssinn, Hören, Sehen, Geruchssinn

## Was ist ein gelungenes Leben?

(u.a. Frau Prof. Stefanie Krenn)

Am Beginn des Lebens ist das Leben als solches ein Geschenk. Man kommt mit geballten Fäusten auf die Welt. Bis zur Mitte des Lebens läuft man – auch in der Entwicklung – von den Eltern immer mehr weg. Ab der Mitte des Lebens geht die eigene Seele wieder auf die Eltern zu – ob man will oder nicht. Dies bedeutet letztendlich auch die Bereitschaft zum Verzeihen. Dabei hilft einem, zu unterstellen, dass ein Vater, der geschlagen hat, eventuell auch geschlagen wurde, und er es nicht besser wusste und dasselbe tat oder aber dass eine Mutter mit sich selber unzufrieden und genervt war und von daher die erforderliche Liebe an ihre Kinder nicht weitergeben konnte. Wunden lassen sich heilen durch Trauerarbeit; bedeutet aber auch aus Bitterkeit durch Tränen Güte zu machen. Harte Arbeit!

<u>Nochmal:</u>
Jenseits der Mitte kommen die Eltern als wichtigster Garant wieder ins Spiel. Es ist **eine Prüfung**. Wenn man sie nicht besteht, bleibt man voller Vorwürfe gegen Gott. Dies schließt nicht ein, dass man z.B. die Eltern pflegen muss oder sonstiges. Dieser Prozess muss sich aber zumindest in der Seele abspielen. Ab der Mitte des Lebens bis hin zum Ende sollte man wieder erkennen, dass das Leben, egal, wie es verläuft, ein Geschenk ist, was aus Gaben besteht, die man mitbekommen hat. Dazu gehören Fähigkeiten, Begabungen etc. Diese Gaben kann man jetzt in Form von »Hingabe« nutzen, um letztendlich **am Ende seines Lebens mit offenen Händen** da zu stehen. Der Weg dazwischen lässt einen allerdings auch an die Grenzen stoßen bis hin zu der Gedankenäußerung: »Das hab` ich nicht verdient« – und schon beginnt die Verhärtung. Ein Beispiel dazu gibt uns auch »Hiob«, der gekämpft und protestiert hat. Doch auch da hilft uns die Natur in Form von Tränen, um die Verstockung aufzulösen. Ein **stilvolles Leben** führt derjenige, der das meiste annehmen kann und sich auch erst mal anschaut, wie sieht der »Feind« eigentlich aus? Die mitgegebenen Gebote sind eine Orientierung, um die einzelnen Stufen besser bestehen zu können. Am Anfang steht die Gier – **am Ende muss die Stille herrschen!** Zieht man »Lebensbilanz«, muss man sich auch den Fragen stellen:

- Welchem »Geist« habe ich gedient?
- Welchen »Charakter« hatte dieser Geist?
- Welche Chancen hatte ich?
- Habe ich die Chancen genutzt?

Stufe 1 bedeutet: Frieden mit den Eltern zu schließen
Stufe 2 bedeutet: Frieden mit sich selbst
Stufe 3 bedeutet: Heiligkeit, Stille, Anbetung; keine Zerstörung mehr

## Die neun Bewusstseinsebenen

(u.a. Prof. Dr. Franco Rest und der Wissenschaft, Ärzten etc.)

1. Name: **Bewusst haben - ratio**
Ort im Leben: Großhirn/Hirnrinde
Kennzeichen: rational
Fähigkeiten: denken

2. Name: **Vital-Bewusstsein**
Ort im Leben: Rückenmark, Stammhirn, Kleinhirn-Zentrale
Kennzeichen: Vitalität
Fähigkeiten: Leben (ist noch präsent bei vollständiger Enthirnung – Erinnerung funktioniert)

3. Name: **Unterbewusstsein - Psyche**
Ort im Leben: Herz, Bauch, Solarplex-Zwerchfell (**da sitzt Seele**!!), Metapher-Mitteilung: Seelenleben beeinflusst Verstandesebene
Kennzeichen: emotional
Fähigkeiten: fühlen

4. Name: **Unterbewusstsein - intensiv**
Ort im Leben: Sozialwesen, Kollektiv gespeichert – Bilder, die wir in uns tragen
Kennzeichen: intuitiv
Fähigkeiten: reagieren

5. Name: **Nebenbewusstsein - ekstasis**
Ort im Leben: jetzt auf langer Reise. Versendet Nachrichten an diejenigen, die auf Empfang sind; für den es wichtig ist; – unter Umständen auf Umwegen
Kennzeichen: ekstasisch
Fähigkeiten: entgeistert, (außer-sich-geraten, vor Freude, vor Schmerz)

**6.** Name: **Weisheit (Bereicherung) fides**
Ort im Leben: Supra Natur
Kennzeichen: intelligent, ich glaube – um es zu verstehen – bringt Erkenntnis. Von mir aus in Vorleistung gehen, um neue Kräfte zu entwicklen
Fähigkeiten: glauben

**7.** Name: **Ge – wissen (warnen oder ermutigen) conscientin**
Ort im Leben: innen
Kennzeichen: erotisch, strebend
Fähigkeiten: lieben

**8.** Name: **Ver - gessen**
Ort im Leben: Mitte/Hinten
Kennzeichen: medial
Fähigkeiten: vergeben, (muss dann weg sein); Erinnern (mit Reizen und Zuhören)

**9.** Name: **Wille (Energie)**
Ort im Leben: Weltwille
Kennzeichen: kontemplativ
Fähigkeiten: Mitleid/Askese

## Was ist Sterben?

**»Jeder weiß, dass er sterben muss – doch keiner will es wissen«**

Dieses Leben nimmt im Sterben an Qualität zu, weshalb der letzte Lebensabschnitt so angenehm wie möglich gestaltet werden sollte – vor allen Dingen die Beziehung zum Sterbenden. Würdevolles Sterben bedeutet auch den Verzicht auf lebensverlängernde Maßnahmen. Im Leben ist die Bewegung die Grundfunktion des Universums. Dagegen ist der Tod gekennzeichnet durch Bewegungslosigkeit. Aussagen von Prof. Dr. Franco Rest – Gründer der Hospizen in Deutschland: (1970)
**»Sterben bedeutet, zurückkehren in den Mutterschoß«.**

Paradigmawechsel in der Denkstruktur des Menschen:
**Bis** 1967 galt jemand als »tot« (Ganztod), wenn Herz, Kreislauf und Atmung aufgehört hatten. Dies bedeutete, der Betroffene hatte Zeit, Ordnung zu schaffen, Abschied zu nehmen. Es war kein schneller Tod.

**Seit 1967** reicht der Gehirntod aus. **Gehirntod bedeutet**, dass man noch nicht zu Ende gestorben ist, da der Mensch noch atmet und die Organe durchblutet sind und das Nervensystem noch funktioniert. Es stellt sich demzufolge die Frage: Wann hört man auf zu träumen? Des Weiteren lassen sich Seelenpotenzen nicht messen!

Heutige Umgangsregel:
»**So tot wie nötig, so lebendig wie möglich**« (Partielle Hirnschäden)

## Fünf **Sterbephasen**

### Phase 1 – **Nicht-Wahrhaben-Wollen, Leugnung**

Bekommt ein Mensch mitgeteilt, dass er an einer tödlichen Erkrankung leidet oder entdeckt er dieses selbst, wird er dies »Nicht-wahr-haben-wollen« und verleugnen. Erfährt ein Mensch die Diagnose und ihre Folgen völlig unvorbereitet oder entdeckt er die Wahrheit in einem früheren Stadium seiner Krankheit selbst, erfolgt eine besonders heftige Reaktion. In diesem Fall wird die Tatsache des Sterben-müssens bewusst geleugnet. Dieses Nicht-wahr-haben-wollen wird verbal unverschlüsselt geäußert: »Die Ärzte müssen sich geirrt haben«, oder »das ist völlig unmöglich.« Heftige Emotionen werden sichtbar; eine Welt kann zusammenbrechen; Menschen können in Panik geraten, weinen, am ganzen Körper zittern oder völlig erstarren. Es besteht in dieser Phase manchmal sogar Suizidgefahr. Die Leugnung ist Ausdruck für die momentane Unfähigkeit, die Wahrheit gefühlsmäßig zu verkraften. Die Verleugnungsreaktion schützt vor dem Entsetzen über die Diagnose.

### Phase 2 – **Auflehnung, Zorn**

Mit der Zeit erkennt der Mensch, dass die Verleugnung nicht mehr aufrecht zu erhalten ist und er wirklich eine todbringende Krankheit hat. Er fühlt sich hilflos und ausgeliefert, was massive Emotionen wie Wut,

Zorn und Aggression auslösen kann, die sich sowohl gegen sich selbst als auch gegen die Mit- und Umwelt richten. Die starken Emotionen können gleichzeitig oder schwankend sich mal nach außen und mal nach innen richten. Die Autoaggression kann sich in Selbstvorwürfen wie z.B. »ich hätte früher zum Arzt gegen müssen!« oder »warum habe ich nur so viel geraucht?« ausdrücken. Nach außen gerichtete Aggressionen machen sich durch Vorwürfe wie »die haben mich falsch behandelt« bemerkbar.

Phase 3 – **Verhandeln mit dem Schicksal**
In dieser Phase versucht der Mensch, mit dem Schicksal oder evtl. mit Gott zu verhandeln. Die Menschen versuchen, eine Abwendung des Schicksals (Todes) oder wenigstens eine zeitliche Gnadenfrist zu erlangen. In dieser Phase schwanken Menschen zwischen Zuversicht/Hoffnung und der Akzeptanz der Tatsache, sterben zu müssen. Typische Aussagen dieser Phase wären etwa: »Könnte ich doch noch den 75. erleben« oder »ich werde bestimmt nicht mehr rauchen!«

Phase 4 – **Depression**
Im Endstadium einer tödlichen Erkrankung erleben fast alle Sterbenden diese Phase. Die Menschen sehen keine Chance mehr und resignieren. Oft werden als Folge Essen und Medikamente abgelehnt. Gegenüber ihrer Umgebung ziehen sie sich zurück und verschließen sich, häufig wollen sie nicht einmal ihre Angehörigen sehen und nur in Ruhe gelassen werden. Verzweiflung und Niedergeschlagenheit äußern sich weiterhin durch grübelndes vor sich hin Starren, einige weinen, andere sind dazu nicht in der Lage.

Phase 5 – **Annahme des Todes/Zustimmung**
Um das Stadium der letzten Zustimmung zu erreichen, ist es wichtig, dass der Mensch alle Ängste und Verzweiflungen in den vorherigen Phasen durchlaufen hat. Dazu muss ihm jedoch genügend Zeit geblieben sein. Dem Tod zuzustimmen, bedeutet nicht das Aufgeben, die Resignation oder gar freudige Erwartung des nahenden Todes. Es bedeutet vielmehr, den eigenen Zustand zu betrachten, und die Konsequenz, den Tod als Notwendigkeit und Erfüllung des Lebens anzunehmen. Es stellen sich Fragen nach möglichen Schmerzen, nach Begleitung in der letzten Phase, nach dem Sinn des eigenen bisherigen

Lebens. Die Annahme führt zu Gelassenheit, einer ruhigen Erwartung und innerem Frieden. Letzte Verfügungen wie testamentarische Regelungen oder Klärungen wirtschaftlicher Art werden getroffen. Dafür werden oft die letzten Reserven mobilisiert. Nicht selten begleiten Schwäche, Koma oder Ohnmacht diese letzte Phase.

## Merkmale der einzelnen Phasen und Möglichkeiten für Verhaltensweisen der Betreuer:

Wenn man Sterben als »Lebens- und Identitätskrise« versteht, so können die Phasen nach Elisabeth Kübler-Ross als Form einer Krisenbewältigung gesehen werden. Sterben ist genauso wie das Leben nichts Gradliniges sondern ein Vorwärts und immer wieder neues Beginnen. Sterben ist individuell.

### 1. Nicht-wahr-haben-wollen = Isolierung

»Fast alle Patienten versuchen, die Krankheit vor sich selbst abzuleugnen, und nicht nur im ersten Augenblick, sondern auch später immer wieder.« Eine häufige erste Reaktion auf die Kenntnis einer lebensbedrohlichen Krankheit ist das Nicht-wahr-haben-wollen im Sinne von: »Ich doch nicht; nicht ich! Das muss ein Irrtum sein; da muss es sich um eine Verwechslung handeln = Verdrängung.

Mögliche Reaktionen:

Weiterleben, als würde sich nichts verändern – Planen eines Hausbaues; Urlaub, Autokauf etc.

Dieses Nicht-wahr-haben-wollen nimmt eine Art Pufferfunktion ein zwischen dem Patienten und seinem Entsetzen. Es dämpft den Schock angesichts der vernichtenden Diagnose. Diese meist vorübergehende Phase weicht einer teilweisen Akzeptanz der Wahrheit. Das Zitat zeigt, dass es auch in späteren Momenten/ Phasen wieder zum Leugnen der Situation kommen kann. Offenbar brauchen Patienten diese Phase immer wieder, weil sie ihnen neue Kraft gibt, um ihr Leben überhaupt fortsetzen zu können.

**Wie kann ich in dieser Phase reagieren?**

Für den Patienten bedeutet es möglicherweise eine Erleichterung, mit jemandem über seine Situation und den bevorstehenden Tod zu sprechen:

- Gespräche dann, wenn der Patient sie will;
- Gespräche solange, wie der Patient sie will (ein Themenwechsel des Patienten kann zeigen, dass er es nicht mehr aushält, darüber zu reden);
- Kleine Gesten (z.B. sich zum Patienten evtl. hinsetzen) geben dem Patienten das Gefühl, akzeptiert zu werden, und machen ihm Mut zu reden;
- Gespräche nicht unterbinden, auch wenn man nichts zu sagen weiß;
- Zuhören, keine Abwehrhaltung einnehmen;
- Gespür dafür entwickeln, wann der Patient allein sein möchte (z.B. wenn er aufhört zu sprechen, wenn er vorgibt, müde zu sein);
- Nicht abwiegeln im Sinne von »Es wird schon alles wieder«;
- Selbstständigkeit des Patienten achten und erhalten
- Patienten suchen sich ihre Gesprächspartner selbst aus, je nachdem, bei wem sie das Gefühl haben, ernst genommen und akzeptiert zu werden.

## 2. Auflehnung – Aggression

Auflehnung gegen die Wahrheit –

Dem Patienten ist jetzt bewusst, dass er betroffen ist. Die Folgen: Der Patient ist wütend, zornig, neidisch, aggressiv. Dahinter steht die Frage: Warum ich? Warum denn gerade ich? Warum nicht YX, der viel älter ist als ich?« Der Patient wird von seinen Mitmenschen in dieser Phase oft als schwierig erlebt. Ziele seiner Aggressionen und Wut sind:

- Familie hat ihn abgeschoben
- Ärzte sind nicht kompetent
- Pflegepersonal hat Maßnahmen falsch oder zum falschen Zeitpunkt ausgeführt
- Patient selbst hat ungesund gelebt.

Wut- und Zornesausbrüche gibt es ohne ersichtlichen Anlass und richten sich gegen jeden und alles!

**Wie kann ich in dieser Phase reagieren?**
Begleiter sollen reflektieren, woher dieses veränderte Verhalten kommt: »Wie würde ich als Patient in diesem Fall mit meinem Zorn umgehen?« Ich würde ihn vermutlich ebenso an den Leuten auslassen, die alles noch genießen können, die so betriebsam herumlaufen, während ich mich nicht auf den Füßen halten kann. Die mangelnden Untersuchungen und langwierigen Krankenhausaufenthalte mit den vielen Einschränkungen meiner Freiheit würden mich ebenso neidisch und zornig machen auf die, die nach dem Besuch wieder nach Hause gehen und ihre Gesundheit und Freiheit genießen können.

**3. Verhandeln und Feilschen**
In gewisser Weise ist dem Patienten klar geworden, dass die Schwere seiner Erkrankung nicht mehr zu leugnen ist, dass er es ist, der dieser Situation nicht mehr entweichen kann aber:

- Der Patient möchte noch ein ganz bestimmte Ereignis erleben. Er verspricht, dann auch »zufrieden zu sein«, und weiß dann doch schon wieder ein neues Ereignis.
- Er hält sich genau an die Anweisungen des Arztes.
- Er ist freundlich zum Personal
- Er verhandelt mit Gott: er widmet ihm sein Leben, will regelmäßig den Gottesdienst besuchen.
- Er will seinen Körper der Wissenschaft zur Verfügung stellen, wenn Ärzte ihre wissenschaftlichen Erkenntnisse zur Verlängerung ihres eigenen und fremden Lebens nutzen wollen.

**Wie kann ich in dieser Phase reagieren?**

- Unrealistische Hoffnungen nicht verstärken, aber auch nicht verurteilen;
- Selbst keine falschen Hoffnungen machen;
- Patienten so weit wie möglich in alle Belange mit einbeziehen, da er jetzt besonders sorgfältig alle Maßnahmen und Behandlungen überwacht; er hat ja wieder ein Ziel und braucht seine Kräfte, seinen Körper noch;
- Bewusst machen, dass das Verhandeln gleichzeitig einen Aufschub bedeutet und somit auch Raum für Hoffnung da ist.

Psychologisch gesehen können solche Versprechungen aus einem verborgenen Schuldgefühl stammen. Deshalb kann es sinnvoll sein, Theologen oder Angehörige einzuschalten, um zu versuchen, den Patienten von diesen Schuldgefühlen zu befreien.

**4. Depression – Verzweiflung**
Wenn der Schwerkranke erkannt hat, dass er ständig schwächer wird, dass immer neue Symptome auftreten, wird ihm sein wahrer Zustand bewusst und er verfällt in Depressionen. Was bedeutet das für mich?
Das Ausleben von Zorn und Wut und das Ablenken weichen der Gewissheit eines schrecklichen Verlustes. Es gibt unterschiedliche Formen des Verlustschmerzes, also unterschiedliche Ursachen der Depression:

- Bereits erlittene Verluste: z.B.: Brust, Geschlechtsorgane – »Ich bin keine vollwertige Frau mehr«;
- Noch bevorstehende Verluste: Verlust des Lebens, der Welt, der Freunde, der Familie;
- Dazu kann die Sorge um die Familie hinzukommen.

Patienten lassen sich in Stummheit und Erstarrung fallen – Apathie. In dieser Phase findet ein Stück Trauerarbeit statt; sie dient der Annahme des Todes.

**Wie kann ich in dieser Phase reagieren?**
Wer seinen Schmerz ausdrücken darf, kann sich leichter mit seinem Schicksal abfinden und ist denen dankbar, die in diesem Stadium der Depression ruhig bei ihm bleiben, ohne fortwährend zu wiederholen, dass er doch nicht traurig sein soll.«

- Nicht aufmuntern
- Einfach da sein und bleiben, Hand halten, daneben setzen; Worte sind nicht nötig;
- Sterbende nicht an ihrer Trauer hindern;
- Angehörige mit einbeziehen, ihnen die Phase der Depression als notwendig für den Patienten erklären;
- Möglichkeiten nutzen, mit dem Patienten zu klären, wie es praktisch weitergehen soll: z.B. finanzielle Situation, Versorgung der Familie, Kinder;

- Auf Wunsch einen Seelsorger zur Krankensalbung bitten;
- Auf Wunsch einen Notar zur Testamentserrichtung bitten.

Die Last des Patienten wird nach der Erledigung dieser Dinge etwas leichter.

**5. Zustimmung – Annahme**

Der Sterbende hat seinen Tod akzeptiert oder auch resigniert. Die Todesangst ist weniger schrecklich, weil sie als eine Angst vor Neuerem aufgenommen wurde. Der todkranke Mensch ist müde und schwach. Sein Ruhe- und Schlafbedürfnis wächst. Er hat das Bedürfnis, oft und in kurzen Intervallen zu dösen oder zu schlafen. Sein Interessenskreis verengt sich immer mehr. Nachrichten oder Störungen von außen sind nicht mehr willkommen. Es besteht eine gefühlsmäßige Bereitschaft, den Tod anzunehmen: »Ja, wenn es sein muss.« »Ja, ich kann.«

**Wie kann ich in dieser Phase reagieren?**

Für den Betroffenen:

- Ruhepausen nach seinem Wunsch gönnen;
- Pflegemaßnahmen und anderes auf das Ruhe- und Schlafbedürfnis abstimmen,
- Besucher sind oft nicht mehr erwünscht;
- Besuch mit dem Patienten abklären;
- Möglichst kurze Besuche;
- Für den Patienten liegt der Trost in dem Gefühl, nicht vergessen zu sein;
- Nonverbale Kommunikation gewinnt immer mehr an Bedeutung;
- Mit Gestik und Mimik drückt er Wünsche aus, z.B. dass ich da bleiben soll, seine Hand nehmen - mich neben ihn setzen soll.

**Die Angehörigen** brauchen in dieser Phase oft mehr Zuwendung als der Patient.

## Drei Grundbedürfnisse des Sterbenden

- Der Körper will seine Bedürfnisse befriedigen und wehrt sich gegen Schmerzen und Qualen. **Hier setzen die palliative Medizin** und Pflegemaßnahmen ein.
- Der menschliche Geist sucht Klarheit und Voraussicht. Er will wissen, wohin die Reise geht.
- Die Seele sucht Liebe. Die Grundkraft der Seele ist wohl die Lebenskraft. Aus ihr geht die Kraft der Liebe hervor. Trennt die Seele sich vom Körper, verliert die Seele die körperliche Umsetzung ihrer Liebeskraft.

Es ist deshalb kein Wunder, wenn der Sterbende nach Liebe lechzt – neben der seelischen Liebe auch nach körperlicher Zärtlichkeit, die er nicht mehr lange genießen kann. Daher ist liebevolle und geistreiche Betreuung notwendig, die auch mit Musik untermalt werden sollte. Bei Musik entstehen Verdichtungszonen, die sich wellenförmig ausbreiten. Die wichtigsten Gestaltungsprinzipien der Musik sind Melodie, Harmonie und Rhythmik. Sterbende reagieren bis in die letzten Stunden auf Musik.

## Bedürfnisse bezogen auf das Sterben und den Tod hinsichtlich psycho-somatus-spirituell:

(u.a. von Prof. Dr. Franco Rest und Hospizleitfäden)

<u>Bedürfnisse des Körpers</u>:
Schmerzen kontrollieren und Leid zulassen – soweit es der Sterbende braucht; bei Klagen, Schmerzen und Leiden ggfs. geduldig ausharren; körperliche Nähe und Anwesenheit üben; Körperrhythmen beobachten und darauf eingehen (Schlafen, Essen)

<u>Bedürfnisse der Sicherheit</u>:
Zulassen, dass sich Ängste, Hass, Wut, Freude und andere Gefühle ausleben können; Gesprächsbereitschaft zu Gefühlen und Ängsten; berechtigte Angst in geborgene Angst wenden

Bedürfnisse der Liebe
Soziale Zärtlichkeit im Dabeisein üben; Zärtlichkeit ohne Aufdringlichkeit; Liebe über die Haut mitteilen; auch räumliche Anstände zum Sterbenden weitgehend verkleinern; auf Gefühlsäußerungen jeder Art eingehen

Bedürfnisse der Achtung:
Auch dem Bewusstlosen noch erklären, was geschieht; nie den Sterbenden mit seinem Zustand gleichsetzen; Sonderwünsche auch bezüglich des äußerlichen Aussehens zulassen und erfüllen

Bedürfnisse der Selbstverwirklichung
Zulassen, dass der Sterbende Verantwortung für sein Sterben übernehmen will; Fragen zur Sinnfindung nicht ausweichen; Hilfe bei der Ordnung der letzten Dinge; Wahrhaftigkeit und Wahrheit üben; der Stille Raum geben; aus der Persönlichkeit schöpferisch auftauchen

Bedürfnisse der Begegnung:
Den Sterbenden über sich hinausschreiten lassen; durch Bereitschaft, ihn loszulassen, ihm helfen, sich loszulassen; erlauben, wenn er »außer sich« gerät; sich vom Sterbenden bei der Hilfe helfen lassen; dem Sterbenden zugestehen, dass sein Sterben Bedeutung hat; Symbole, Farben, Musik, Zärtlichkeiten, Lachen, Weinen als verständlich begreifen und ihre Botschaft entschlüsseln; singen, beten, küssen, stützen, schweigen, stille sein, denken, sich erinnern, träumen ...

## Unterschiedlichste Bedürfnisse, Emotionen und Äußerungen Sterbender

Beim Begleiten eines Sterbenden über einen längeren Zeitraum gibt es nicht nur Sternstunden und geistig-seelische Höhenflüge. So kommt viel Alltägliches ins Spiel. Dies birgt die Chance in sich, über behutsam entstehende »Vertrautheit« nach und nach wirkliches Vertrauen wachsen lassen zu können. Das Vertrauen wird um so tragfähiger, als es in der eventuell langen Zeit eines Sterbeprozesses auch kleinere Krisen und Unsicherheiten nicht ausklammert und damit die ganze Palette des menschlichen Miteinanders einschließt. Vieles kann vorkommen, u. a. auch:

Jemand hat anscheinend - oder auch nur scheinbar – seelisch nichts so zu verarbeiten, worüber derjenige den Austausch suchen würde. Ob jemand Probleme hat oder nicht, dafür gibt es keine objektiven Kriterien. Es ist eine ganz persönliche Entscheidung! Fast einheitlich bleibt festzustellen, dass sich Sterbende gedanklich sehr stark ihrer Vergangenheit widmen. In Träumen, im Halbschlaf oder auch im Gespräch hält der Betreffende Rückblick auf sein Leben und zieht gleichsam Bilanz. Dann geschieht es häufig, dass Ordnungen, Muster, Zusammenhänge und Sinnhaftigkeit erkennbar werden; dass alte Dinge sich zueinander fügen und alte Schulden in einem anderen sinngebenden Zusammenhang angenommen werden können. Im positivsten Verlauf versucht der Sterbende sich sowie sein Verhalten und das des anderen Menschen zu verstehen.

Im Gegensatz dazu kommt aber auch Folgendes vor:

Wie einsam muss ein Mensch sein - wie eingesperrt in seine eigene Sprachlosigkeit -, wenn er keinen anderen Ausweg aus der ihm umgebenden Fürsorge und wohlmeinenden Liebe weiß, als den Weg der heimlichen Verweigerung.

Dem gegenüber stehen aber auch Erlebnisse innerhalb einer Beziehung: »Sie gehen in dieser Zeit sehr zärtlich und sanft miteinander um«.

Und dann noch etwas:

Es gibt einen Raum der Stille zwischen dem Begleiter und dem Sterbenden, in dem sich Verständigung

- über einen Blick,
- einen Druck der Hand,
- durch ein Hören nach innen,
- durch Blicke und Gesten

vollzieht. Man kommt sich immer näher.

Aus dem Einreiben des sterbenden Körpers wird ein Streicheln. Auch wir Ausführenden haben dabei die Augen geschlossen und genießen das Strömen von Liebe und Zärtlichkeit. Immer leiser wird das Streicheln, bis die Hände ruhig liegen bleiben in einer stillen Zwiesprache.

Zum Ende hin:

Wenn die Leiden auch schlimm sind, so gibt es doch immer wieder Kleinigkeiten, die Glücksgefühle auslösen und ein Lächeln auf das schon vom Tode gekennzeichnete Gesicht zaubern können.

Diese Zeit hat eine ganz besondere Qualität. Es ist etwas spürbar von einer zukünftigen Welt, die dieses Leiden – so hoffe ich – nicht mehr kennt. Nicht selten kann man beobachten, dass in den Augen von Sterbenden ein Ausdruck einer Wahrnehmung liegt von etwas, das wir selbst nicht sehen können. Dies bleibt ausschließlich ihnen vorbehalten.
Zwischen den Extremen **Hoffnung und Resignation** passiert es häufig, dass sich der Kampf - die Auflehnung gegen den Tod, gegen die Ungerechtigkeit des Schicksals - in Wut und Ablehnung gegen die Begleiter oder Bezugspersonen richten.
Zu diesen seelischen Schwankungen kommen oft noch große körperliche Schwankungen hinzu. Dazu gehört auch ein starkes Bedürfnis, dass man, so lange man noch lebt, dies bewusst und in Frieden möchte. Allen Beteiligten ist dann die Aufgabe zur Lösung gestellt, sich selbst und den anderen so anzunehmen wie er ist – mit allen Gefühlen, Stimmungen, Problemen und Schwankungen. Als Bereicherung dafür bekommt man die Möglichkeit geboten, noch einmal Begegnungen in spontanen Bildern durch zu erleben: Verzweifelte, traurige Bilder, aber auch viele, die schön sind, getragen von einer tiefen menschlichen Begegnung. Man fühlt sich durch ihre Begegnungen beschenkt, bereichert und lernt sich dadurch auch selbst besser kennen - eine Chance, die durch nichts anderes geboten wird. Die Puzzle-Stücke des eigenen Lebens werden klarer. Alle Mühen, Kraftanstrengungen, Tränen, alle Verzweiflung und Wut verblassen neben der Freude - den schönen Momenten - der Liebe während dieser unwiederbringlich letzten Zeit.
Das ist immer wieder ein Geschenk:
Dieses Vertrauen, das uns von einem sterbenden Menschen entgegengebracht wird – spontan, offen und direkt. Sterbende vertrauen einfach auf das Menschliche. Wie schnell können sich Menschen nahe kommen - wie wenig steht eigentlich zwischen ihnen. Vertrauen, Ruhe, Gelassenheit strahlt uns oft entgegen. Viele Tränen werden geweint beim Verarbeiten der eigenen Lebensgeschichte, der Einstellungen, der Weltanschauung und der auftauchenden Lebenserinnerungen. Es gibt auch Anschuldigungen und den Ausdruck von negativen Gefühlen, aber daneben gibt es ebenso Momente der Versöhnung und der Liebe. Nicht selten kommen auch Weisheiten herüber wie z.B. »Ich glaube, dass nur der Körper stirbt, der Geist aber geht ...«
Das »Gute Schweigen« miteinander - die beredte Stille - wird immer wichtiger. Häufig genug steigen wir mit hinein in diese ganz andere

Dimension, in der Zeit sich verliert. Dieser anderen Welt schenken wir viel zu wenig Bedeutung im Leben. Es ist immer wieder erstaunlich zu beobachten, wie ein sterbender Mensch dennoch in der Lage sein kann, in die Tiefe zu wachsen, sich zu ändern, immer lebendiger werden kann - wirklich ausreifen kann. Und auch diese Frage stellt sich:
Jeder schafft sich innere Bilder jenseits der Realität des Alltags. Was wird eigentlich aus der inneren Welt eines Menschen, sein ihm gehöriges inneres Reich? Was am Sterben hindert, sind u.a. Wünsche, Schuld und Schulden, Dinge, die nicht in Ruhe lassen, die noch nicht gehen lassen ...
Und auch das ist ein Problem für viele:
Es ist schlimm für Sterbende, ihre Daseinsberechtigung nicht mehr durch Aktiv-Sein beweisen zu können. Das macht sie häufig unleidlich und zornig. Sie müssen einen harten Weg zur Annahme ihres So-Seins gehen, denn wenn sie sich selber nicht mögen, können sie sich auch nicht im Vertrauen in »Seine Hand« zurücklegen. Der Lerninhalt besteht unter anderem darin, jeden Tag mit Freude zu erleben, gleichgültig, was sie tun können. **Das ist Lebensqualität – mit leeren Händen geliebt zu werden.**

Was können wir als Begleiter unter anderem handfest tun?
Begleitung besteht überwiegend aus einer unverminderten Intensität, durch Zuhören die innere Bereitschaft und Anteilnahme zu schenken. Wenn der sterbende Mensch nicht mehr sprechen kann oder im Koma liegt, können wir ihn durch unseren Atem begleiten, in dem wir unseren Atem dem seinen anpassen. Dadurch entsteht eine tiefe Verbundenheit. Im gemeinsamen Atem kann es uns möglich werden zu spüren, wie und was der andere empfindet und unsere innere Einstellung kann sich auf den sterbenden Menschen übertragen. Des Weiteren dienen folgende Handreichungen der Erleichterung: Kissen aufrichten oder ausschütteln, Lippen befeuchten, die Stirn kühlen oder die Füße wärmen, ihn sanft berühren, unsere Hand still auflegen. **Ruhe und eine friedliche Atmosphäre**, das ist das, was jetzt das einzig Wichtige ist. Eines darf auch nicht vergessen werden: Einerseits ist es schwer, das Leben los zu lassen, andererseits wird der Tod herbeigewünscht, weil das Leben so nicht mehr ertragen wird. Bedingt durch Erkrankung und die jeweilige Lebensgeschichte fällt es vielen Sterbenden schwer, sich zu öffnen. Die Gefühle schwanken zwischen Ablehnung, Misstrauen, Verletzung und dann wieder kommen Signale, dass der Betroffene Hilfe braucht. Als

Begleiter können wir kaum ermessen, was in einem Sterbenden vorgeht - gefangen in seinem Leiden. Da helfen **keine Ratschläge** - Ratschläge sind oftmals Totschläge. Man kann nur zeigen, ich bin bereit, den Betreffenden in seinen Ängsten, seinen Hoffnungen und Fragen zu begleiten. Im Gespräch mit den Betroffenen finden diese meistens zu ihren eigenen Lösungen. Nähe möchten sie haben – Nähe, die sie fühlen können. Wenn wir still dabei sind, spüren wir deutlich, wie wir zum Katalysator für diese Menschen werden, um Gefühle und Bedürfnisse miteinander zu teilen. Wir brauchen diese Stille auch, um mit aller Aufmerksamkeit herauszufinden, was für Sterbende **das innerlich Richtige ist.** Zumeist sind es stille, leicht übersehbare Signale, deren äußere Unscheinbarkeit in keinem Verhältnis zu ihrem inneren Wert stehen. Es mögen Zeichen einer anderen Welt sein - eines Jenseits - die auf diesen stillen Wegen zu uns kommen. Und immer wieder die Erfahrung: **Wie wenig wissen wir doch von unserem Sein hier auf der Erde.** Unabhängig von dem Weg des Sterbens können wir für wenige Momente vielleicht die Vollkommenheit und die größere Ordnung des Geschehens erahnen. Wir erfahren, dass das, was wir für den Tod halten, nur den Körper betrifft. Wenn wir zum richtigen Zeitpunkt in der Begleitung dabei sind, können wir an uns selber feststellen - es ist eine zeitlose Zeit, die wie Ewigkeit ist, enthoben in eine andere Wirklichkeit. Liebe, die nichts mehr für sich will, entsteht.

Ebenfalls nicht selten können wir beobachten, dass sich im Sterben das Kleinliche und Verquälte löst. Zurück bleibt die Essenz eines Lebens; eines gelebten Lebens, das in sich seinen Sinn, seine Würde und Erfüllung fand. Im Gesichtsausdruck ist abzulesen, dass sich der Sterbende ohne Kampf in SEINE Hand begeben hat – SEINEM Willen gefolgt ist. Zusammenfassend sei noch einmal gesagt, dass es in der Begleitung Sterbender auf Folgendes ankommt:

- Wie geht es der Person?
- Welche Gedanken und Gefühle beschäftigen sie?
- Was könnte helfen?
- In welcher seelischen Welt lebt der betreffende Mensch?

Gerade durch das Aussprechen von Gefühlen – dieser vielleicht schwierig zu äußernden Gedanken – können wir erfahren, dass wir nicht alleine mit ihnen sind und unsere Abwehr und Angst sich verändern oder verwandeln kann. Ein solches Gespräch kann helfen, Stimmungen zu lösen und eine schwere Zeit besser zu bewältigen. Manchmal geraten

Vorstellungen, die wir einmal von anderen übernommen haben, ins Wanken; wir spüren, dass sie uns nicht tragen, dass sie noch nicht wirklich unser eigenes Fundament sind. Dann gilt es, daran zu arbeiten – an uns selber. Parallel dazu erheben wir an uns selbst den Anspruch, den anderen verstehen zu wollen. Jeder von uns lebt in seiner eigenen Wirklichkeit mit persönlichen Empfindungen, Stimmungen und jeder von uns nimmt Ereignisse in unterschiedlicher Bedeutung wahr: Der eine ruhig und gelassen, der andere mit Angst, Trauer und Verzweiflung und der nächste mit Wut und Aggression. Genauso unterschiedlich reagieren Sterbende. Unsere Aufgabe besteht daher darin, den anderen wirklich zu hören und nicht zu trösten oder zu beschwichtigen. Die sogenannte Wahrheit am Sterbebett ist letztlich eine Frage des einfühlenden Zuhörens. In der Stunde des Sterbens zeigt sich unser Einfühlen nämlich weniger in Worten als im schweigenden und stillen Dabeisein. Die Einfühlung in das Atmosphärische des Geschehens gelingt uns nur, wenn wir innerlich selbst ruhig sind. Bedenken wir auch bitte, dass der Abschied oft durch Unerledigtes oder Unausgesprochenes erschwert wird. Manchmal können wir als Helfer vermitteln. Man muss mit den Sterbenden irgendwie den Weg in einen Raum hineinfinden, der Liebe, Offenheit oder Gott genannt wird. Man sitzt wartend da, offen und erfüllt von einer Liebe, die keine Bedingung stellt – in der Bereitschaft zu lieben und das Notwendigste zu tun. In den Augen von Sterbenden schimmert seine Seele, die berufen ist, zu Gott zurückzukehren. Auf dem Weg dorthin begegnen uns aber auch durchaus sehr schnell schwankende Extremausbrüche von Gefühlen. Hilfreich ist es dann zu wissen, dass Gefühle Informationen aus dem Inneren sind – dann können wir besser damit umgehen und nehmen sie nicht persönlich. Ebenfalls absolut erforderlich ist die Notwendigkeit der Aufrichtigkeit und Ehrlichkeit gegenüber dem anderen.

In erster Linie gehört dazu, unser Verhalten zu hinterfragen, z.B.:

- Was spricht der andere in mir an, dass ich so wütend oder ärgerlich oder hilflos reagiere?
- Was wäre für mich selber wirklich hilfreich?
- Begegne ich dem anderen so, wie ich es mir für mich selbst wünschen würde?
- Möchte der andere Mensch wirklich von mir begleitet werden?
- Bin ich bereit, Signale in dieser Richtung wahrzunehmen?

Es kann auch vorkommen, dass wir uns nicht zu sehr auf den anderen einlassen wollen, doch dann werden wir auch nicht mehr in dem Maße von der Begegnung bereichert, denn vielleicht ist gerade im mitgeteilten Schmerz die tiefste Begegnung möglich. Es ist nicht leicht, dieses Gleichgewicht zwischen dem Mitempfinden für den anderen und dem Bedürfnis, sich zu schützen, zu finden. Doch gerade die Suche nach diesem Gleichgewicht ist ein wichtiger Schritt auf dem Weg zu uns selbst. Mir ist in der Zeit der Begleitung ein häufig vorzufindender gemeinsamer Nenner aufgefallen: Von den Betroffenen wurden in ihrem Leben viele Härten durchgetragen. Des Weiteren haben sie viel Mangel erlitten – besonders Mangel an Zuneigung, Wärme, Zärtlichkeit und Liebe! Ich hoffe, dass meine Anteilnahme, mein Mitempfinden Licht in die Dunkelheit dieses Leidens und dieser Einsamkeit sein kann – Licht, das dem Sterbenden hilft, seinen Weg zu finden. Ich erlebe dies alles für mich als ein großes Geschenk, dieses Vertrauen, das mir von den Betroffenen entgegengebracht wird, wenn sie spüren, dass ich offen bin, mich auf ihre Sorgen und Ängste einzulassen. Ich habe aber auch erfahren, wie schwer und lang der Weg des Sterbens sein kann – nicht nur in körperlicher Hinsicht. Da muss das »Ego« sterben, unser Wollen und Machen. Es gilt, sich von dem Gedanken zu lösen, alles unter Kontrolle haben zu wollen. Das Loslassen muss geübt werden etc. Auch sagten mir viele Menschen, dass es für sie leichter wäre, von einem »fremden Menschen« begleitet zu werden als von Bekannten, wenn die Beziehung durch Erinnerungen belastet war. Solche Erfahrungen sind eigentlich ein Mahnmal, selber darauf zu achten, Schwierigkeiten in Beziehungen rechtzeitig anzusprechen.

## Die Wahrheit am Sterbebett

»Die Wahrheit als Mantel reichen, in den der Betroffene hineinschlüpfen kann« (Max Frisch). Dies ist ein Prozess und setzt Liebe sowie Einfühlungsvermögen voraus. Die Kommunikation mit und über die Wahrheit verrät die Höchstform einer intimen Beziehung zwischen Menschen.

**Gründe für die Wahrheit:**
Die Sterbephase ist die wichtigste Phase des Lebens und sollte die Chance auf ein bewusstes Anschauen des Lebens geben. Der Grundsatz der Wahrheit lautet:

**»Die Wahrheit ist dem Menschen zumutbar.«**
Die Wahrheit bietet die Möglichkeit der Auseinandersetzung mit ihr und im Anschluss daran die Kooperation mit der Wahrheit. Die Wahrheit klärt auf und drängt zur Annahme anstehender Lebensveränderungen. Die Mitteilung setzt ein absolutes Vertrauensverhältnis voraus.

**Mitteilungsform:**
Wenn es um die Wahrheit geht, handelt es sich um ein **wertvolles** Gespräch. Die Würdigung dessen sollte schon in g ü n s t i g e n Rahmenbedingungen zum Ausdruck kommen.
Dazu gehören u.a.:

- Das Gespräch ankündigen.
- Gesprächsstörende Faktoren minimieren.

✓ Keine Vorwürfe verlauten lassen.
✓ Besser ist zu sagen: »Ich kann nicht mehr ...«
✓ Wer öffnet sich zuerst!
✓ Für sich selber sorgen – üben von Nähe und Distanz!
✓ Psychische Stabilität

ACHTUNG: **Wünsche hindern am Sterben!!**

## **Wo geht es im Sterben hin?** (Schwerpunkt Seele)

(hoher ethischer Anspruch! Glaubensüberzeugungen - Autor Friedrich Wolff und Seelsorgerinterviews, wissenschaftliche Erkenntnisse, Bibel, Koran)

Der gläubige Mensch glaubt an ein Weiterleben als geistig-seelisches Wesen. Er kehrt **heim in den Hafen der geistigen Welt**. **Wohl dem, der diesen als seinen Heimathafen bezeichnen kann**! Man muss erst glauben und dann versuchen zu verstehen.

Brücken der Liebe

Sie nährt sich nicht von Gegenliebe. Sie ist ein Geschenk des Himmels und eine göttliche Kraft in unserer Seele. Gott hat das Ziel im Auge, aus uns sein Ebenbild zu formen. Dazu dienen die individuellen Verhältnisse, denn auch die menschliche Seele muss geschliffen werden. Eine Brücke ist das Gebet; eine weitere sein Wort, eine weitere seine Sakramente. Auf solchen Brücken können wir in das Reich Gottes gelangen. Wir können verzeihen und vergeben, alte Anklagen und Forderungen einstellen, erduldetes Unrecht und Verletzungen heilen. Diese hohe göttliche Liebe befähigt auch zur geduldigen Pflege und umsichtigen Betreuung.

Wo befindet sich die geistige Welt?

In uns und um uns herum. In dieser geistigen Welt können wir uns frei bewegen, auch wenn wir ans Bett gefesselt sind. Die wunderbare Geisteswelt finden wir in unseren Gedanken, in unserem Wissen. Wir haben wundersame Fähigkeiten, geistig zu sehen und zu hören, geistige Vorgänge und Zusammenhänge zu verstehen. Wir können aus Worten Kräfte schöpfen, aus Zuneigung und Liebe Wärme gewinnen oder im Licht der Erkenntnis Informationen über die zukünftige Welt sammeln. Gott selbst hat vor, mit denen, die ihm im Glauben nachfolgen, in eine ewige Lebensgemeinschaft zu treten. Mit ihnen zusammen will er eine neue Schöpfung – neues Universum schaffen, regieren und organisieren.

Die göttlichen Realitäten

ZWECK der Schöpfung ist die Erschaffung des Ebenbildes Gottes.
ZIEL der Menschheitsgeschichte ist die Lebensgemeinschaft mit Gott.
Der tiefe SINN liegt im Verlangen, **Liebe zu schenken und geliebt zu werden.**

Erst die Glaubenskraft der Seele erhebt den Menschen zum geistigen Wesen und zusammen mit den geistigen Funktionen zu einem hochbegabten Genie, und je älter man wird, zwingt einen das alltägliche Leben zum Glauben (z.B. Werbung, Sonnenaufgang etc.) Will man göttliche Glaubenskraft schöpfen, muss man sich an das Wort von Gott und zu Gott halten, was bedeutet, das Geist gewirkte Wort Gottes einerseits hören, in sich aufnehmen und wirken lassen und das Gebet zu ihm andererseits. Solche Kräfte stärken Seele und Geist.

Das Geheimnis des Gebetes

Dieses wundersame Himmelstelefon ist das Gebet, die Verbindung zu Gott, dem Schöpfer und Weltenlenker. Es funktioniert durch den Transfer von Energiepulsen, erzeugt vom Kraftwerk unserer Seele. Ein Gebetsanruf kann Aktivitäten im Himmel auslösen. Das göttliche Management umfasst eine Heerschar von Mitarbeitern – die Engel. Sie kümmern sich in seinem Auftrag um unser Heil und Glück – auch in kleinen Dingen. Jedes Gebet wird in der himmlischen Schaltzentrale empfangen und gehört. Allein die innere Haltung des Beters ist für ihn ausschlaggebend. Glaube, Vertrauen und Demut – Danke, Bitte, Fürbitte. Gott erhört jedes ernsthafte Gebet aus seiner Warte, denn er will nur das Beste für uns Menschen aus Sicht unserer ewigen Zukunft. Die wahre Demut zeigt Versöhnlichkeit und ist bestrebt, Frieden zu schaffen. Offenheit und Aufrichtigkeit – auch sich selbst gegenüber ohne Beschönigung – sind Schwestern der Demut. Der Demütige »kommt an«, wird geliebt und wird gefördert.

Die Verbindung zwischen Körper, Seele und Geist

Gleich nach der Befruchtung entstehen offenbar zwei Keime: Der Körper und die Seele. Dann wachsen sie parallel miteinander auf und tauschen alle Informationen gegenseitig aus. Im Tod trennen sich also Körper und Seele voneinander.

Tote bevölkern dieselben geistigen Bereiche wie die Lebenden. Am Leben der Erdenbürger nehmen sie nur bedingt teil, denn sie haben keine irdischen Interessen. Geistige Bereiche sind zu verstehen als geistige Haltungen. Jeder versammelt sich zu Seinesgleichen. Jeder sucht Akzeptanz und findet diese bei Gleichgesinnten. Es liegt also an uns, welche geistige Nahrung wir zu uns nehmen, mit welchen Gedanken wir uns beschäftigen, welche Gefühle wir hegen und pflegen. Doch Vorsicht: Wir gehen in den Geistesbereich ein, von dem wir uns in unseren Erdentagen haben formen lassen. Besteht die Möglichkeit, aus eventuellen »Gefängnissen« herauszukommen? Ja, aber nur mit Gottes Hilfe. Folgende Voraussetzungen dazu müssen erfüllt werden: Man muss seinen Zustand erkennen und Verlangen nach Freiheit haben; eine liebende Stimme klärt auf und motiviert; die ziehende Liebe Gottes hat helfende Hände, welche die verlangende Seele der Gnade Gottes zuführen, wodurch der seelische Schaden behoben und die Bindung an den vorherigen Geistesbereich der Gleichgesinnten gelöst wird. »Jenseits und Ewigkeit« beschreibt den ewigen Bestand des Seele-Geist-Wesens im Gegensatz zur Zeitlichkeit des materiellen Körpers.

**Frieden**
Um den äußeren Frieden zu wahren, muss man sich gegenseitig achten und die Interessen des anderen berücksichtigen.

**Der innere Frieden**
Dazu gehört **Selbsterkenntnis**. Man muss dazu erst einmal Unfrieden und Unruhe in sich verspüren und sich des Zustandes bewusst werden. Mit dem Schlüssel der **Demut** gelangt man in den Innenhof seines Herzens. Der nächste Schritt lautet **Versöhnung.** Der Schlüssel hierzu heißt Liebe. Dann geht es um die **Beziehung zu Gott**. Dazu muss man durch die Gnadentür mit dem Schlüssel des Gebetes. Zu guter Letzt gehört die **Dankbarkeit** dazu.

**Offenbarung der Zukunft**
Das Ziel der göttlichen Planung liegt in der Schaffung eines neuen Universums, in welchem Gott mit den Menschen zusammen leben möchte.

<u>Stufe 1</u>:
war die Menschwerdung Gottes, seine Lehrtätigkeit und die dadurch bewirkte innere Erneuerung der Apostel

<u>Stufe 2</u>:
galt dem Opfertod Jesu und der Auferstehung in einem neuen Körper

<u>Stufe 3</u>:
beschreibt die Erneuerung von Menschen, die sich durch die Lehrtätigkeit des Heiligen Geistes ansprechen lassen (gegenwärtig)

<u>Stufe 4</u>:
betrifft die kommende 1. Auferstehung

<u>Stufe 5</u>:
Erneuerungsarbeit während des tausendjährigen Friedensreiches (nach Erdenrechnung betragen 1000 Jahre = 1 Jahr). Währenddessen ist das Böse gebunden. Somit kann jeder nach freiem Willen zum Glauben an Gott finden. Am Ende dieser friedvollen Lehrzeit wird das Böse noch einmal losgelassen mit durchschlagendem Erfolg.

Stufe 6:
betrifft die 2. Auferstehung. Sie endet mit dem Endgericht. Gerichtet werden alle Menschen, die sich nicht zu Gott bekannt haben, nach ihren Werken, denn diese geben das wahre innere Wesen wieder. Es zählt, was ein Mensch je gedacht, gesagt und getan hat. Wer für Gott eingestellt ist, sucht seine Gnade und findet sie auch. Die Begnadeten gelangen in die Freiheit der neuen Schöpfung.
Stufe 7:
leitet die neue Schöpfung ein. Das Universum besteht jetzt aus neuer Materie, desgleichen der innerlich erneuerte Mensch.

## Neun Erkenntnisse

1. ***Eine kritische Masse – wir nehmen die Fügungen um uns herum ernst***
Wir alle unterliegen diesen merkwürdigen Fügungen, und obwohl wir sie noch nicht verstehen, wissen wir doch, dass sie real sind. Neun Erkenntnisse

2. ***Das verlängerte Jetzt – wir führen unser Bewusstsein als etwas Reales ein***
Wir setzen unseren augenblicklichen Bewusstseinszustand in eine größere historische Perspektive. Wir werden in die Lage versetzt, unsere gesamte Geschichte als Ganzes zu begreifen. Die Welt schickte Forscher aus, um einen vollständigen Report zu erstellen, warum wir überhaupt da sind. Sie kamen nicht rechtzeitig wieder. Derweil machten wir uns die Erde Untertan und nutzten ihre Ressourcen zur Verbesserung unserer Situation. Unser wahres Ziel wurde immer mehr von der Ersatzbeschäftigung verdrängt.

3. ***Eine Frage der Energie – das physikalische Universum als pure Energie, die darauf reagiert, wie wir denken!!***
Der Urstoff des Kerns des Universums besteht aus einer Form reiner Energie, die durch menschliche Intention und Erwartung formbar ist. Unsere Energie verteilt sich in der Welt und beeinflusst andere energetische Systeme. Die Veränderung der menschlichen Wahrnehmung geht einher mit einer erhöhten Sensibilität gegenüber

schönen Dingen. Dies ist der Weg, durch den die Menschheit lernen könnte, Energiefelder wahrzunehmen.

4. ***Der Kampf um die Macht – als menschliche Tendenz stehlen wir anderen die Energie***

Viele geben sich als deine Freunde. Dann finden sie Fehler in deinem Verhalten. Auf subtile Art und Weise verliert man dann das Vertrauen zu seinem eigenen Pfad und man fängt an, sich mit dem anderen zu identifizieren. Das ist eine von vielen Möglichkeiten, die Menschen zu benutzen und sie um ihre Energie zu betrügen. Wir fühlen uns schwächlich und merken, dass es uns besser geht, wenn wir andere kontrollieren. Was wir nicht wahrnehmen, ist die Schwächung der anderen Person, die unsere eigene Stärkung zur Folge hat. Die Kernaussage besagt, dass die Welt zwischenmenschlicher Beziehungen ein gewaltiger Wettkampf um Energie und somit um Macht ist. Das Problem besteht also darin, dass jeder versucht, die Energie des anderen zu kontrollieren und zu manipulieren, weil er selbst meint, zu wenig davon zu besitzen. Dieser Kampf ist die Ursache jedes menschlichen Konfliktes.

**5. *Die Botschaft der Mystiker – das Universum versorgt uns mit Energie, wenn wir uns dafür öffnen***

Die uns fehlende Energie muss aus einer anderen Quelle kommen, die beim anderen keinen Verlustschaden hinterlässt. Wenn sich in unserem Leben ein besonderer Glücksfall ereignet, etwas, das unser Leben vorwärtstreibt, dann verwirklichen wir uns und bekommen dabei ein Gefühl, in welche Richtung uns das Schicksal führt. Wir tanken uns auf, wachsen, tanken und wachsen erneut. Wir müssen als Voraussetzung zur Nutzung der Universalenergie unser altes Muster aufgeben, Energie von anderen Menschen zu stehlen, da dies die reine Verbindung kappt.

**6. *Die Klärung der Vergangenheit***

Jeder von uns muss in seine Kindheit und zu den Ereignissen in seiner Familie zurückkehren und sich darüber klar werden, was dort geschehen ist. Jeder Mensch beweist mit seinem eigenen Leben, was er selbst für ein würdiges Lebensmodell hält. Sie müssen versuchen herauszufinden, was Sie von ihren Eltern gelernt haben und gleichzeitig überlegen, was verbesserungsbedürftig war. Das eigene wahre Selbst liegt in der

Position zwischen den Wahrheiten Ihrer Eltern. Sie besteht in der Synthese des Glaubens dieser beiden Menschen!! Diese Aufgabe ist die Hinterlassenschaft Ihrer Eltern. Durch Logik allein werden wir nicht weiterkommen. Wir werden eine innere Verbindung zu Gott pflegen müssen. Versuchen Sie, sich die Abfolge von Interessengebieten, wichtigen Freunden und Fügungen, die ihr bisheriges Leben bestimmt haben, in Erinnerung zu rufen – dann wird ein roter Faden sichtbar. Menschen werden in einen historischen Zusammenhang geboren und stoßen dort auf etwas, wofür sie einstehen. Wir alle haben einen spirituellen Zweck zu erfüllen!

**7. *Der Energiefluss tritt ein***

Man konzentriere sich auf seine Umgebung. Ich erinnere mich, wie die Dinge ausschauen, wenn ich energiegeladen bin. Menschen und Orte kommen einem schöner und leuchtender vor. Dann versuche ich das Gefühl der Verbundenheit neu zu erlangen. Dieses Bewusstsein atme ich in mich hinein. Auf diese Weise kann man sich selbst mit Energie versorgen und den anderen nicht um seine Energie bestehlen. Ist man mit der Energie verbunden ist, haben Gedanken oftmals andere Erscheinungsformen. Es handelt sich dann um Intuitionen, die sich im Hinterkopf aufhalten. Sie erscheinen in Tagträumen oder Mini-Visionen. Sie kommen, um uns anzuleiten.

**8. *Die interpersonelle Ethik- wir helfen denen, die uns die Antwort bringen***

Ist man nach einer anderen Person süchtig, gibt man sein eigenes Wachstum auf! Die Illusion, erst ein Ganzes zu sein in Verbindung mit einem anderen Menschen, bricht bei Eintreten der anstehenden Machtkämpfe zusammen. Wir müssen also lernen, den Kreis allein zu vollenden, indem wir unsere Verbindung zur universellen **Energie** stabilisieren. Wir müssen lernen, mit dem anderen Geschlecht auch platonische Beziehungen zu führen. Wir dürfen Beziehungen nur mit den Leuten eingehen, die keine Geheimnisse vor uns haben. Indem wir verstehen, wer diese Freunde im Inneren wirklich sind, brechen wir die Projektion, die wir auf das andere Geschlecht gerichtet haben.

Ist man dabei behilflich, dem anderen Klarheit zu verschaffen in Form der Übermittlung von Energie, ist es das Beste, was man für sich selbst tun kann, denn es liegt eine Botschaft in jeder Begegnung verborgen.

**9.** *Das Auftauchen einer Kultur* – ***Vision: alternative Lebensform***
Die Menschheit wird freiwillig die Geburtenrate verringern. Wir werden die Wälder nicht mehr abholzen. Der Durchschnittsmensch wird inmitten alter Bäume u. sorgfältig gepflegter Gartenanlagen leben. Trotzdem werden sich städtische Siedlungen, ausgestattet mit den unglaublichsten technischen Errungenschaften in nächster Nähe befinden. Zu diesem Zeitpunkt wird alles, was wir zum Leben brauchen wie Essen, Kleidung und Fortbewegung vollends automatisiert sein und kostenlos zu jedermanns Verfügung stehen. Unsere Bedürfnisse werden ohne den Austausch von Geld befriedigt werden, trotzdem existieren weder Ausschweifung noch Faulheit. Geleitet von der eigenen Intuition wird jeder wissen, was er genau wann zu tun hat u. die Aktionen des Einzelnen werden die der anderen auf harmonische Weise ergänzen. Sobald wir unserer Intuition folgen, werden wir nur nehmen, was wir wirklich brauchen. Jeder kommt zur Ruhe und wird bei Begegnungen mit anderen zunächst das Energiefeld nach bedrohlichen Bestrebungen absuchen und nachdem die Frage der Energie geklärt ist, in der Lage sein, Botschaften zu empfangen. Jedes Treffen zwischen den Menschen wird bei den Beteiligten für eine bedeutsame Fortentwicklung sorgen. Sobald wir anfangen, kontinuierlich zu geben, werden wir immer mehr erhalten, als wir abgeben können. Das Wichtigste wird sein, zu erkennen, dass wir uns nicht auf diesem Planeten befinden, um private Imperien aufzubauen, sondern um uns spirituell weiterzuentwickeln. Ab Erreichen eines hohen Energie-Levels wird man erdgelöster und für Menschen, die sich auf einem niedrigeren Level bewegen, unsichtbar.

## Nahtoderfahrung

Auch die zornigsten und schwierigsten Menschen entspannen sich kurz vor dem Tod, soweit sie sich nicht unter Schmerzen quälen müssen. Es nimmt eine Art Heiterkeit von ihnen Besitz. Oftmals nehmen ihre Gesichtszüge nach ihrem Tod den Ausdruck eines unglaublichen Friedens, eines Gleichmuts und einer Heiterkeit an. Dies erscheint einem unverständlich, da die Betroffenen häufig in der Phase des Zorns, des Verhandelns mit Gott oder der Verzweiflung gestorben waren.
Es ist einem Begleiter zu wünschen, dass es ihm gestattet sein möge, sich sehr intensiv und liebevoll auf die Sterbenden einzulassen. Die

Begleiter sollten ihr Leben berühren, so wie die Sterbenden ihres auf eine sehr intime, wesentliche Weise tun. Dabei wird man die Erfahrung machen, dass es noch so vieles gibt, was wir nicht verstehen; was aber nicht heißen mag, dass dieses und jenes nicht existiert. Beim Sterbeprozess geht es um den unsterblichen Teil eines »Ich`s«, das sich aus der physischen Schale befreien will. Der sich anschließende Körper (ätherischer Natur) besteht ausschließlich aus psychischer Energie - Kraft seines Geistes. Die Wahrnehmungsfähigkeit wird unbeeinträchtigt sein. Dies ist eine Erklärung dafür, dass bereits Gestorbene immer noch mitbekommen, was um sie herum geschieht und was gesagt wird! Im Zustand des ätherischen Körpers haben wir keinen Schmerz und keine Behinderung mehr. Der Körper, dem wir während einer Nahtoderfahrung bewohnen, ist eine zeitliche Erscheinungsform; geschaffen aus psychischer Energie, um uns zu helfen, die Erfahrung des Todes zu einer angenehmen Wiedervereinigung zu machen.

Kulturell abhängig

Wenn wir nach dem Tod erst einmal durch etwas hindurchgegangen sind, das den Übergang symbolisiert, nehmen wir ein Licht wahr, ein Licht von unbeschreiblicher Helligkeit. Dieses Licht ist eine reine spirituelle Energie, die von Menschen nicht manipuliert werden kann! Wenn man sich dem Licht nähert, werden wir in bedingungsloser Liebe eingehüllt. In diesem Licht werden wir für alles verantwortlich gemacht werden, was wir getan haben. Wir sehen auf einmal, wie oft wir nicht die ethisch hochstehendste Entscheidung getroffen und wie oft wir unter den Folgen unserer Entscheidungen gelitten haben. Eingehüllt in diesem Licht werden wir auch noch einmal betrachten müssen, was wir gedacht haben und jedes Wort, was wir in unserer körperlichen Existenz gesprochen haben. Das bedeutet, dass wir wissen werden, welchen Einfluss jeder unserer Gedanken, jedes Wort, jede Tat und jede Entscheidung auf andere Menschen hatte. In diesem Augenblick werden wir wissen, dass die Liebe das absolut Einzige ist, das zählt. Der Tod ist nichts Erschreckendes. Das eigentlich Entscheidende ist, was wir aus unserem Leben machen. Für unser Bewusstsein ist es wesentlich zu wissen, dass unser ganzes Leben in unserer eigenen Verantwortung liegt; dass wir nicht kritisieren, beschuldigen, richten und hassen dürfen. Diese Erkenntnis verändert viele unserer Prioritäten. Die psychische Energie ist eine göttliche Schöpfung, die als Geschenk gedacht ist. Man kann sie also dazu benutzen, zu heilen oder aber auch zu zerstören. Es erfordert Mut, sich von der Negativität zu befreien. Wenn dies jedoch gelingt, werden Sie selbst heil werden und können bedingungslose Liebe und Disziplin lernen.

## Erfahrungen eines Koma-Patienten namens George Ritchie (Quelle: Buchtitel »Rückkehr von Morgen«)

... er hatte seinen Körper verlassen, war aber in Gegenwart der Menschen. Er war unfähig, nach ihnen zu greifen und die Menschen waren unfähig, ihn wahrzunehmen. Zum Beispiel schrie er einen Mann an, der sich aber noch nicht einmal nach ihm umdrehte. Er befand sich in einer körperlosen Verfassung und mit ihm noch etliche andere. Er sah, wie eine ca. 50 Jahre alte Frau einen Mann im gleichen Alter auf der Straße verfolgte. Sie schien durchaus lebendig, erregt und voller Tränen, nur dass der Mann, an den sie ihre nachdrücklichen Worte richtete, ihre Existenz vergessen hatte.

... war es das, was den Tod ausmachte – ständig unsichtbar zu sein für die Lebenden und doch ständig verwickelt in ihre Affären?

... ein Junge verfolgte ein Teenage-Mädchen durch die Gänge einer Schule.

»Es tut mir leid, Nancy!«

Eine Frau in mittleren Jahren bat einen grauhaarigen Mann, ihr zu vergeben.

»Was tut Ihnen so leid, Jesus«, bat ich. »Warum hören Sie nicht auf, mit Menschen zu reden, die sie nicht verstehen können?«

Sie sind Selbstmörder, gebunden an die Folgen ihres Handelns. Was ist die Hölle? Voller Wünsche zu sein, brennend vor Verlangen und trotzdem kraftlos.

... dies war bislang die Ebene kurz über der Erdoberfläche, wo die Lebenden und die Toten Seite an Seite existieren; wo in der Tat körperlose Gestalten – völlig unbeachtet von den Lebenden – direkt über den irdischen Menschen und Dingen schwebten, auf die ihr Verlangen ausgerichtet war.

... nunmehr erreichte er eine Ebene, wo Tausende von körperlosen Wesen dazu verdammt waren, einen Kampf miteinander zu führen. Sie krümmten sich, schlugen sich, kämpften wie wild. Sie besaßen nur nackte Hände und Füße und Zähne. Es wurde niemand verletzt – es floss kein Blut. Der Schlag, der einen Gegner erledigen sollte, ließ den Schläger in der Verfassung, in der er vorher gewesen war. Sie stürmten aufeinander im Wahnsinn machtloser Raserei, denn sie konnten nicht töten, obwohl sie den eindeutigen Wunsch dazu hatten. Diese Kreaturen schienen an Gewohnheiten der Sinne und Gefühle – an Hass – Lust und zerstörerischer Gedanken und Vorstellungen gebunden zu sein. Noch scheußlicher als die Bisse und Tritte, die sie einander verpassten, waren die sexuellen Misshandlungen, die viele von ihnen in fieberhafter Pantomime zur Schau trugen. In dieser körperlosen Welt war alles - was jemand flüchtig dachte - um ihn herum sofort für alle sichtbar; vollständiger, als Worte es hätten je ausdrücken können. Die meisten Gedanken, die ausgetauscht wurden, hatten etwas mit überlegender Kenntnis – der Fähigkeit oder der Vergangenheit – des Denkenden zu tun. Es war ein Gekläff aus Neid und verwundeter Wichtigtuerei. Die privatesten Gedanken waren nicht mehr privat.

Es war nicht Jesus, der sie verlassen hatte, sondern sie selbst sind aus dem Licht geflohen, was ihnen ihre Dunkelheit zeigte.

Über dieser scheußlichen und unglücklichen Ebene schwebten Lichtgestalten. Sie beugten sich über die kleinen Kreaturen der scheußlichen Ebene hernieder und sprachen sogar mit ihnen.
Diese zankenden Wesen waren also nicht verlassen. Sie konnten es aber nicht hören, da der Strom des Hasses, der aus ihren eigenen Herzen kam, keine Pause machte. Ihre Augen suchten immer nur eine Person in der Nähe, um sie zu demütigen. Demzufolge war es ein Mangel, Jesus erkennen zu können. Ob es ein körperliches Verlangen ist, ein irdischer Wunsch oder ein Vertieftsein mit sich selbst – alles tritt sich im *Lichte Jesu* in den Weg und *schafft eine Trennung*.

Es erschlossen sich weitere Ebenen:
Z.B. eine Ebene des alles durchdringenden Friedens. Hier liefen Wesen, die voller Begeisterung über eine große Entdeckung waren. Sie waren in einer ausfüllenden Geschäftigkeit gefangen – eine Ebene der ausgesprochenen Konzentration. Diese Wesen waren äußerst selbstvergessen – aufgesogen von einem ungeheuren Vorhaben.

Es folgte eine Ebene, wo eine komplizierte Musik komponiert und vorgetragen wurde. Es folgte eine Ebene, wo alle wichtigen Bücher des gesamten Universums gesammelt wurden und ein Raum mit der Überschrift: »Hier befindet sich der zentrale Gedanke der Erde«. Es folgte eine Ebene wie eine Art Weltraumbeobachtungsstation. Hier herrschte Ruhe, weil diese Menschen, die vorher auf Erden gelebt hatten, über ihre selbstsüchtigen Wünsche hinausgewachsen waren. Diese Wesen hatten Durst nach der Wahrheit, doch dieser Durst trennte gleichzeitig von der Wahrheit, denn sie suchten sie in Büchern und Reagenzgläsern.

... dann erreichte er eine Ebene – eine Stadt – eine strahlende, unendlich scheinende Stadt. Der Glanz ging von den Mauern und Straßen sowie von den Wesen aus, die darin wohnten. Diese strahlenden Wesen waren diejenigen, die in der Tat Jesus als den Brennpunkt ihres Lebens behalten hatten. Diese hatten in allem und jedem auf ihn gesehen und konnten daher in sein Ebenbild verwandelt werden.

Was erwartet Gott? Antwort**: Ihn erkennen.**

- An einem sonderbaren Empfinden in der Nähe eines bekannten Freundes; dies ist das Angenommen-Sein, die Fürsorge, die Freude.
- Sich für jemanden ganz einsetzen
- Christus in jedem anderen Menschen zu sehen
- Jede Person, mit der man zusammenkommt, zu lieben

Dies sind die geheimen Quellen der Kraft, die einen in allen Entsagungen so wohl erhalten kann. Gott ist sehr damit beschäftigt, Menschen heranzubilden, die wissen, wie sie zu leben haben. Im Hinblick auf das, was wir in der anderen Welt vorfinden werden, ist dies davon abhängig, wie gut wir in der Nachfolge und im Dienst der Liebe Jesu vorankommen. Zorn und Erbitterung sind Satans besondere Glanzmethoden zum Seelenfang. So wird das schweigende Erdulden irdischer Ungerechtigkeiten als besonderer innerer Fortschritt anerkannt!!

## Hilfe für die Seele

Traurigkeit loswerden:

- Gesicht in Hände – Handflächen an Wangen – mit Finger Augen bedecken
- Hüfte vor- u. zurück wiegen – bei ausatmen »oooh« stöhnen
- Schluchzen kommt auf
- auf Rücken legen – Knie anwinkeln
- Wände betrachten – etwas suchen
- Kissen gegen Brust pressen – Augen zudrücken
- dann weinen

Leidgefühle ausleben - Kummer braucht Umklammerung:

- liebevoll ansehen
- die Hand des Traurigen nehmen
- Arm um Schulter legen
- mit Umarmung trösten – festhalten – u. wiegen
- Betreffenden hinlegen und weinen lassen – dabei eine Hand leicht auf Nacken legen – die andere Hand leicht auf den Kopf legen
- Kopfhaut massieren – Schläfen u. Gesicht in abwärtsstreichelnden Bewegungen behandeln
- Betreffenden auf Seite legen – Embryohaltung – Kissen oder Knie umklammern lassen
- Nacken massieren – bei Ausatmen drücken – Betreffender sollte Ausatmen anhalten, um den Atem zu spüren
- Hand auf Nacken – Kinn und Wange mit Daumen leicht drücken
- Massage zwischen Nacken und Schulterblättern durchführen
- Schultern ergreifen und leicht schütteln
- Massage zwischen Bauchnabel und Rippen
- Kopf des Betreffenden an Schulter drücken – andere Hand in Nacken legen
- den Betreffenden mit Decke zudecken – daneben setzen – Hand halten
- tröstende besänftigende Bemerkungen machen, aber nicht die Situation herunterspielen
- Achtung: Umschwung von Kummer auf Wut erwarten

Panik abfangen:

- schützende Umarmung
- hinlegen auf Bauch – sich selber auf den Rücken des Betreffenden legen
- zum »Schreien« animieren – dazu in die Wangen kneifen
- Finger in Hals zum »Brechen« stecken lassen – setzt Angst u. Platzgefühl frei
- bei »Kopf aufschlagen wollen« – Kissen darunter legen
- darauf achten, dass Kleidung locker sitzt – erwürgen vermeiden
  Wut – Entladung steuern:
- auf weiche Unterlage legen – um sich treten lassen – mit Fäusten hämmern lassen
- mit zusammengerollter Zeitung auf Gegenstand schlagen lassen – Laute ausstoßen
- echte Zornesgefühle sind zu erkennen an:
  Stirn runzeln, funkelnde Augen, auf einen Punkt konzentriert
- Abmachung in Form eines Sicherheitsabstandes treffen – Streitgespräch führen – auf Schulter des Gegenüber hauen.
  Wut vermischt sich dann mit der Angst, Gegenüber könnte zurück hauen. Damit verliert sich das Ziel.
- Handtuch feste auswringen lassen
- in Handtuch beißen lassen – dies ergibt Übelkeit, dann Erbrechen fördern.

Provokation - Ziel:
- gesteuerten Zorn zum Entladen bringen
- nach Entladung folgt Entspannung
- mit Worten Wut auf Ziel richten lassen – Wut auf Proportionen reduzieren
- Berührung: Hände gegeneinander schlagen, dabei den Druck in Daumen konzentrieren

**Hass ist**:
Liebe, die zurückgewiesen wurde. Dadurch entsteht Kummer, der ebenfalls zurückgewiesen wird. Die Folge ist Zorn, der auch wieder zurückgewiesen wird. Daraus resultiert als Ergebnis der Hass.

**Depression ist unterdrückter Zorn**

- Groll, Unmut, schlechte Laune bedeutet:
  innerer Druck lädt sich nicht ab!
- erkennbar an: verkrampfter Kiefer, verkrampfter Gesichtsausdruck
- Lösung: Dampf kontrolliert ablassen
- Ursache: mangelnde emotionale Zuwendung

**Angst:**
Entsetzen – Schwebezustand – Kampf – Flucht
Furcht vor dem »Fallen-gelassen-werden«

<u>Umgang mit Betreffenden:</u>

- keine dominierende Haltung einnehmen!
- *Wortwahl* z.B.: Schau her – sieh mich an – was ist wirklich passiert?
- *Körpertechniken:* Finger in Hals stecken lassen, um Brechreiz zu erzeugen
- leichten Körperkontakt in Form von wiegen ausüben
- sanft bleiben – auch bei Angriff

<u>Umgang mit »Hyperventilierenden«</u>
Hand vor Mund legen – bis 20 zählen lassen – langsam einatmen lassen, danach emotionale Entladung von Angst und Kummer fördern
Zwischen Freude (immer im Zusammenhang mit Kontakt) und Depression liegen: Ablehnung, Zorn, Hass, Kummer, Loslösung

**Freude** sollte immer in einem würdigen Umfeld geäußert werden; ansonsten besteht die Gefahr der eigenen emotionalen Verletzung, der Ablehnung oder des Missbrauchs!

**Neid** bedeutet emotionaler Entzug von Liebe und Wärme -
Folge: blockiertes Verlangen

<u>Umgang mit Betreffenden:</u>
Nachfragen: »Was willst du? oder
»Gibt es etwas, was du gerne machen möchtest?«
Ansonsten mit demjenigen so umgehen wie bei Wut- und Kummerzustand

**Nervige Emotionen bei Kindern :**

- nicht unterdrücken – alternativ ins Kinderzimmer schicken!
- herausfinden, was das Kind wirklich will
- Geschwisterrivalität: Sehnsucht nach Aufmerksamkeit durch die Eltern!
- nie herablassend reagieren

**Zweierbeziehung**:
Blockierte emotionale Bedürfnisse blockieren auch sexuelle Beziehung!

**FAZIT:**

- sich Emotionen stellen,
- sich öffnen,
- in klarer Luft des Denkens nach Lösung verlangen
- unnötige emotionale Verwirrung lösen

## Helfen als Problem

Umgang mit psychischen Belastungen pflegender Angehöriger
Epidemiologie = Altersstrukturentwicklung:
Im Jahre 2050 haben wir zu erwarten:
117.000 über Hundertjährige;
4,7 Mio. Pflegebedürftige;
1,4 Mio. (70%) zu Hause zu Pflegende!

Motivationen:
Zuneigung
zurück geben wollen
Schuldgefühle
Verantwortung
Selbstvertrauen
Glauben
Eheversprechen
Lebensziel
Vermeidung von Heimaufenthalt

Risiken:
Gefahr des »Auspowerns«
Nachtruhe-Unterbrechungen
Keine Regenerationsmöglichkeiten
ständiges körperliches Heben

Psychisch:
Angebundensein
Rollenkonflikt – keine Gespräche mehr
Ekelgrenze
unsichere Zukunftsperspektive

Sozial:
Familienleben in Gefahr
Einschränkung sozialer Kontakte

Materiell:
finanzielle Einschränkungen
Wohnsituation (Bett im Wohnzimmer)

Belastungen:
zu wenig Zeit für eigene Interessen
Pflege kostet Kraft
Erschöpfungszustände
Unausgeschlafen sein
Ausspannung ist eingegrenzt

Probleme:
Aggressionsbereitschaft wegen Überforderung
Aggression auch wegen »Übersorge«!
emotionaler Rückzug
Konfliktmuster treten an die Oberfläche
Kindheitserinnerung
Verdrängung
Aktionismus wegen Hilflosigkeit

**Lösungsvorschläge**:
Hinzuziehung bzw. Einbindung von:
Pflegekassen
Sozialdiensten
Pflegediensten
Krankenhäusern
Hausärzte
Selbsthilfegruppen
Ambulante Hospizdienste

**Inanspruchnahme mit dem Ziel**:
Heraustreten aus der Isolation
Reflexion eigener Befindlichkeit
Gesundheitsförderndes Verhalten erlernen
Stress-Regulation anregen
Entspannung fördern

**Eigene Hilfsschritte**:
Gefühle eingestehen
Biografie aufarbeiten
Selbstreflexion = Eingeständnisse von Fehlverhalten
Fragestellung: Warum ist es jetzt so?
Veränderung akzeptieren
wissen, dass Verdrängung schadet
Offenheit und Ehrlichkeit
Zeit und Geduld
Resignation vermeiden
Ruhe und Anteilnahme vermitteln
Kommunikation fördern
verordnete Maßnahmen fortführen

**Gegenwartsplanung**:
Arbeitsstelle aufgeben?
Und danach? Es besteht die Gefahr, in ein tiefes Loch zu fallen – und dann?

## Definition Palliativ Care

Die Definition für ein ganzheitliches Betreuungskonzept zur Begleitung Sterbender folgt der 1990 erstellten Definition von WHO (Weltgesundheitsorganisation) mit der Empfehlung, die Schmerztherapie nach dem 3-Stufenplan anzuwenden. »Die wirksame, ganzheitliche »care« von Patienten, deren Krankheit nicht mehr kurativ behandelbar ist. Dabei stehen die erfolgreiche Behandlung von Schmerzen und weiterer Symptome sowie die Hilfe bei psychologischen, sozialen und seelsorgerischen Problemen an erster Stelle. Das Ziel von palliative care (etwa: lindernde, ganzheitliche Sorge) ist, die bestmögliche Lebensqualität für Patienten und deren Familien zu erreichen.«

**Was bedeutet Palliativ-Versorgung**

Als Wesen des Konzeptes »Palliative Care« ist die Orientierung am Menschen zu sehen durch:

Umfeldbedingungen zu Hause

Der Patient sollte in einem ruhigen Einzelzimmer mit verstellbarem Pflegebett untergebracht werden. Rutschfeste Bodenbeläge in Bad und WC. Alle vom Patienten erreichbaren Räume sollten hell und blendfrei beleuchtet sein; das Licht vom Bett aus zu bedienen; das Telefon griffbereit am Bett; der Aufenthaltsraum freundlich gestaltet.

Pflegeanalyse

- Kommunikationsfähigkeit im Umgang mit der Umwelt
- Ernährung und Besonnung
- Ausscheidung
- Aktivität und Bewegung, Mobilität
- Schlaf und Ruhe
- Denken und Wahrnehmung
- Selbstwahrnehmung und Selbstbild
- Sexualität und Sexualfunktionen
- Stressbewältigung und Stresstoleranz
- Werte und Überzeugungen

**Pflegediagnose als Grundlage für Pflegemaßnahmen**
Alter, Geschlecht, Kultur, Krankheitssituation, Wünsche des Patienten. Umfassendes Wissen und Verständnis bezüglich des Patienten, seines Seelenlebens, seiner Erkrankung, seines Umfeldes, seiner Stärken und Schwächen ermöglichen eine hingebungsvolle und erfolgreiche Pflegearbeit.

Es gelten die Grundsätze:
**Gut geplant ist halb getan.**
**Die Theorie im Kopf – die Planung im Griff**

## Die psycho-soziale Betreuung Sterbender

erfordert eine liebevolle und geduldige Betreuung, **viel Kraft und Zeit**, Herzenswärme und Verständnis, Unterstützung der Betroffenen bei Klärung und Bewältigung unerledigter Probleme; Hilfe bei Kommunikationsfähigkeit aller Beteiligten. Todkranke Patienten können mitunter aggressiv und böswillig oder verbittert sein, hervorgerufen durch die Gefühle der Hilflosigkeit gegenüber dem Schicksal. Leidensdruck und Abschiedsschmerz fördern eventuell Aggressionen. Verzweiflung und Hoffnungslosigkeit wechseln mit Angst und Wut. Eine tragfähige Beziehung kann nur durch absolutes Vertrauen geschaffen werden. Dies erfordert offene Kommunikation, ehrliche Information und geduldiges Zuhören. Zuhören auch dann, wenn der Patient nichts sagt. Der Einfühlsame, der wirklich zuhören will, empfängt die Wellen, welche der Sterbende aussendet, und weiß sie zu deuten. Oftmals wird mitunter ein wortloses Einverständnis, ein gütiger Blick, eine streichelnde Hand, eine sanfte Körperberührung – alles von Herzen kommend – erforderlich. Die Seele ist zu Besuch; lässt ihre Liebeskräfte walten!

**Spirituelle Begleitung**
Dabei öffnet man sich dem natürlichen Bedürfnis von Sterbenden, Fragen nach dem Sinn von Leben, Tod und Sterben und dem »Danach« zu stellen.

**Verbesserung der Lebensqualität**
Am Ende seines Lebens soll ein Mensch nicht unter unerträglichen Schmerzen leiden müssen. Ganzheitliche Leidenslinderung durch die modernen Verfahren der Palliativmedizin hat damit höchste Priorität für würdig gelebte letzte Tage.

**Arbeit im Team**
Ein wesentliches Merkmal von Palliative Care ist die Arbeit im interdisziplinären Team. Jede Berufsgruppe – ob schmerztherapeutisch handelnde Ärzte und Pflegepersonal, Sozialarbeiter, Sterbe- und Trauerbegleiter, Seelsorger, hauswirtschaftlicher Dienst – bringen ihre speziellen Kenntnisse und Erfahrungen ein und tragen so gleichwertig zur Erfüllung des Auftrages bei.

**Ethische Grundsätze**
Darunter versteht man Palliative Care als einen zu gestaltenden Teil des Lebens, der weder eine künstliche Lebensverlängerung noch eine Verkürzung erfährt. Der Respekt vor der Würde eines Menschen endet nicht mit dem Tod.

**Wirkung in der Gesellschaft**
Mit Palliative Care leistet man einen unverzichtbaren Beitrag für das Leben einer Gesellschaft. Sterben und Tod werden als zum Menschen gehörend erlebbar; das Prinzip der Gemeinschaft wird hierin besonders deutlich.

## Verständnis von Nähe und Distanz

Eine Möglichkeit dabei ist die Verwirklichung nach »Khalil Gibran« (1883-1931, im Libanon geborener Maler und Schriftsteller), der bildhaft das Verständnis von Nähe und Distanz verdeutlichte – so z. B. hinsichtlich Ehepaaren:
»Ihr bleibt vereint, wenn die weißen Flügel des Todes eure Tage scheiden.
Wahrlich, ihr bleibt vereint, selbst im Schweigen von Gottes Gedanken.
Doch lasset Raum zwischen eurem Beieinandersein.
Lasset den Wind und Himmel zwischen euch tanzen.

Liebet einander, doch machet die Liebe nicht zur Fessel; schaffet eher daraus ein webendes Meer zwischen den Ufern eurer Seelen.
Füllet einander den Kelch, doch trinket nicht aus einem Kelche.
Gebet einander von eurem Brote, doch esset nicht von gleichem Laibe.
Singet und tanzet zusammen und seid fröhlich, doch lasset jeden von euch allein sein.
Gleich, wie die Saiten einer Laute allein sind, erbeben sie auch von derselben Musik.
Gebet einander eure Herzen, doch nicht in des andern Verwahr.
Denn nur die Hand des Lebens vermag eure Herzen zu fassen.
Stehet beieinander, doch nicht zu nahe beieinander, denn die Säulen des Tempels stehen einzeln.
Eichbaum und Zypresse wachsen nicht im gegenseitigen Schatten.«

## Zuhören

Wenn ich dich bitte, mir zuzuhören,
und du beginnst, mir Ratschläge zu geben,
dann hast du nicht getan,
worum ich dich gebeten habe.
Wenn ich dich bitte, mir zuzuhören,
und du fängst an, mir zu sagen, dass ich
nicht so und so fühlen sollte,
dann trampelst du auf meinen Gefühlen herum.
Wenn ich dich bitte, mir zuzuhören,
und du glaubst, du müsstest nun etwas unternehmen,
um mein Problem zu lösen,
dann machst du mich klein und schwach,
so seltsam das auch klingt.
Hör mir zu!
Alles, worum ich dich bitte ist,
dass du mir zuhörst,
nichts sagst oder tust
Nur zuhörst!
Guter Rat ist billig.
Ich kann alles für mich selber tun.
Ich bin nicht hilflos oder unfähig,

bloß weil ich krank bin oder Angst habe,
vielleicht mutlos bin oder zaudere.
Wenn du etwas tust,
was ich selber kann
oder selber für mich tun müsste,
dann trägst du zu meiner Unzulänglichkeit bei
und vergrößerst meine Furcht.
Aber wenn du als simple Tatsache akzeptierst,
dass ich fühle, was ich fühle,
egal, wie vernunftswidrig das auch sein mag,
dann kann ich aufhören,
dich von der Richtigkeit meiner Gefühle
überzeugen zu wollen,
und kann stattdessen versuchen,
herauszufinden,
was sich hinter meinen Gefühlen verbirgt.
Und wenn das klar ist,
sind meine Antworten auf meine Fragen
offensichtlich und deutlich.
Dann braucht es keinen Rat!
Bitte, höre mich und hör mir zu!
Und wenn du dann erzählen willst,
warte eine Minute.
Dann bist du an der Reihe
und ich werde dir zuhören!

## »So konnte MOMO zuhören«;

dass dummen Leuten plötzlich gescheite Gedanken kamen.
Nicht etwa, weil sie etwas sagte oder fragte, was den anderen auf solch Gedanken brachte, nein,
sie saß nur da und hörte einfach zu, mit aller Aufmerksamkeit und aller Anteilnahme.
Dabei schaute sie den anderen
mit ihren, großen dunklen Augen an,
und der Betreffende fühlte,

wie in ihm auf einmal Gedanken auftauchten, von denen er nie geahnt hatte, dass sie in ihm steckten.
**Momo konnte so zuhören,**
dass Ratlose oder Unentschlossene
auf einmal ganz genau wussten, was sie wollen oder
dass Schüchterne sich plötzlich frei und mutig fühlten oder
dass Unglückliche und Bedrückte zuversichtlich und froh wurden.
Wenn jemand meinte,
sein Leben sei ganz verfehlt
und bedeutungslos
und er selbst sei nur irgendeiner
unter Millionen,
einer, auf den es
überhaupt nicht ankommt
und der ebenso schnell ersetzt werden kann
wie ein kaputter Topf,
und er ging hin und
erzählte alles der kleinen Momo,
dann wurde ihm – noch während er redete –
auf geheimnisvolle Weise klar,
dass er sich gründlich irrte,
dass es ihn, genauso wie er war,
unter allen Menschen nur eine einziges Mal gab und er deshalb
auf seine besondere Weise für die Welt wichtig war!«

## **Das »Helfende Gespräch«** – eine Einführung

»Helfendes Gespräch« ist ein geprägter Ausdruck für eine bestimmte Art und Weise, anderen Menschen zu begegnen und mit ihnen zu sprechen.

1. Ziele

**Helfendes Gespräch bedeutet:**

- den anderen an dem Ort und in der Situation aufsuchen, in der er sich gerade befindet;
- sich in seine Gefühle einfühlen und sie zu verstehen suchen;
- ihn so annehmen, wie er ist und wie er sich gibt;

- ihm so zuhören, dass er auch Unangenehmes, Negatives auszusprechen wagt;
- ihm mitteilen, was ich verstehe oder auch anders sehe;
- ihm helfen, eigene Entscheidungen zu treffen.

**Helfendes Gespräch bedeutet nicht:**
auf Anhieb Antworten auf existenzielle Fragen zu geben;
nur über Glaubensfragen zu reden;
dem anderen Ratschläge zu geben oder eigene Entscheidungen abzunehmen;
trösten im Sinne von aufmuntern, ablenken;
den anderen von eigenen (Glaubens-)Ansichten überzeugen zu wollen.

**2. Praxis**

»Helfendes Gespräch« beruht auf der Erkenntnis, dass ein Gespräch mindestens auf zwei Ebenen stattfindet; auf der Informationsebene und auf der Gefühlsebene. D.h.: Jemand gibt mir mit dem, was er sagt, eine bestimmte Information; gleichzeitig drückt er mit seinen Worten, mit der Betonung, mit seiner Körperhaltung und seiner Mimik bestimmte Gefühle - eine bestimmte Befindlichkeit aus.

Will ich ihn wirklich verstehen, dann kommt es darauf an, mich einzufühlen, d.h. wahrzunehmen, welche Gefühle (u.a. mehrere, auch widersprüchliche) er mir mitteilt. Ich höre also nicht nur mit dem Kopf, sondern auch mit dem Herzen zu. Diese Haltung nennen wir »**Aktives Zuhören**«.

In meiner Antwort bzw. Reaktion auf eine Äußerung versuche ich dem anderen mitzuteilen, was ich von ihm gehört und verstanden habe. Zu einer offenen und ehrlichen Begegnung gehört es auch, dass ich dem anderen zeige, was seine Äußerung bei mir selber auslöst. Dies nennen wir »Ich-Botschaft«. Der andere soll auch erfahren, wo ich bin bzw. was das von ihm Geäußerte mit mir zu tun hat oder bei mir auslöst. Eine Ich-Botschaft ist außerdem eine gute Möglichkeit zu reagieren, ohne den anderen zu be- oder zu verurteilen.

## 3. Voraussetzungen

Um ein »Helfendes Gespräch« zu führen, d.h. dem anderen offen, vorurteilsfrei, verstehend, einfühlend zu begegnen, muss ich mich selber besser kennen und verstehen lernen. Nur wenn ich meine eigenen Ängste, Fragen, Befürchtungen in bestimmten Situationen wahrnehme und mit ihnen umgehen kann, bin ich in der Lage, überhaupt aufzunehmen, was der andere mir von sich selber mitteilen möchte. Nur dann kann ich ihm auch helfen, mit seinen eigenen Ängsten, Fragen usw. umzugehen und sich über alles, was ihn beschäftigt, auszusprechen. Deshalb gehört zum »Helfenden Gespräch« das Üben von Selbstwahrnehmung, das »Sensibel werden« für eigene Gefühle und Reaktionen auf bestimmte Äußerungen und Situationen.

**Zusammenfassung:**

Beim »Helfenden Gespräch« geht es also nicht darum, auf bestimmte Fragen die richtigen Antworten zu wissen, sondern um die Haltung, mit der ich einem anderen einfühlsam und offen begegne und ihn so akzeptiere, wie er ist. Ich brauche mich selbst dabei nicht völlig zurückzunehmen, sondern bin dem anderen mit meinen eigenen Gefühlen, Erfahrungen, Gedanken, Fragen ein Gegenüber. Ich helfe ihm, sich selbst besser zu verstehen und anzunehmen und sich da zu verändern, wo es ihm selbst sinnvoll und möglich erscheint. C. Rogers geht von der Annahme aus, dass »Menschen eine im Grunde positive Entwicklungsrichtung haben« und für ihn ist **das** Leben »im besten Fall ein fließender, sich wandelnder Prozess«. C. Rogers nennt drei Bedingungen, die nach seiner Meinung in ihrem Zusammenwirken Voraussetzungen für eine hilfreiche, wachstumsfördernde Beziehung sind:

**Echtheit**/Selbstkongruenz
bedeutet die Übereinstimmung zwischen innerem Erleben und äußerem Verhalten des Begleiters.
Der Begleiter zeigt sich in seinen wirklichen Gefühlen.

**Positive Wertschätzung**
bedeutet umfassendes Annehmen des Gegenübers mit emotionaler Wärme; schätzen des anderen als eigenständiges Individuum.

**Empathie**/einfühlendes Verstehen bedeutet Einfühlung in die Welt des anderen mit seinen Gefühlen, Wünschen und Wertmaßstäben und die wahrgenommenen Erlebnisinhalte in Worte fassen. Dies nennt man aktives Zuhören - den anderen und seine Welt mit seinen Augen zu sehen.

**Ziel** des gelingenden Gesprächsverhaltens ist der Selbstausdruck. Der Gesprächspartner wird dabei unterstützt, intensiver mit sich selbst in Kontakt zu treten, mehr von sich selbst zu entdecken, sodass Neues in Fluss geraten kann. Eine solche Beziehung bewirkt unter anderem, dass der Begleitete dem Menschen ähnlicher wird, der er sein möchte. Eine weitere Wirkung soll sein, dass der Begleitete mehr Selbstständigkeit und Selbstbewusstsein zeigen kann sowie verständiger und aufnahmebereiter gegenüber anderen wird, damit er selber angemessener und leichter mit den Problemen des Lebens fertig werden kann.

Was geschieht bei dieser personzentrierten Gesprächsführung?
Die Gesprächspartner werden von den Begleitern:

- aufmerksam und geduldig angehört,
- bedingungslos an- und ernst genommen (mit allen Gedanken u. Gefühlen),
- mit Einfühlungsvermögen in ihren Erlebnissen und Wünschen, Emotionen und Triebregungen verstanden, sodass ein freies *und* offenes Reden möglich wird,
- befähigt, sich selber und ihre Umwelt besser wahrzunehmen und auf diese Weise neue und produktive Lösungen zu entdecken,
- angeregt, zu einer entspannten Haltung und Angstminderung zu kommen, indem sie mit Möglichkeiten konfrontiert werden, ihre Konflikte selber zu erkennen und zu lösen,
- auf ihrem Weg begleitet mit aktivem Bemühen und verantwortungsvollem Engagement,
- vor die Möglichkeit gestellt, zu Selbstbejahung und Selbstvertrauen, zu Selbstständigkeit und Freiheit zu finden.

Was geschieht auf keinen Fall:

- Die Gesprächspartner werden nicht nach einem allgemein psychologischen oder weltanschaulichen Schema behandelt,
- nicht ungeduldig bedient,

- nicht moralisch gewertet oder gar verurteilt,
- nicht mit Hinweisen, Forderungen, Ratschlägen und Befehlen in die Enge getrieben und dadurch zu Unterdrückung, Verdrängung, Abhängigkeit und Unfreiheit geführt.

## Wege zum Verstehen

Kann ich irgendwie so sein, dass der andere mich als vertrauenswürdig, verlässlich und beständig wahrnimmt? Vertrauenswürdig bedeutet ehrlich und dies wiederum bedeutet, dass die jeweiligen Gefühle oder Einstellungen, die ich gerade in mir erfahre, von mir auch bewusst so gesehen werden, wie sie nun mal sind. Wenn das so ist, dann bin ich in dem Augenblick eine einheitliche oder integrierte Persönlichkeit und kann dann auch das sein, was ich immer schon im Tiefsten bin. Das ist dann etwas Wirkliches, was andere als zuverlässig empfinden. Ein Gegenbeispiel dazu wäre, wenn ich gegenüber einem anderen verdrießlich reagiere – mir dessen aber nicht bewusst wäre. Dann enthält meine Mitteilung in sich widersprüchliche Informationen. Meine Worte übermitteln eine Botschaft, aber ich teile in subtiler Weise auch den Verdruss mit, den mein Gegenüber spürt. Dies verwirrt den anderen und lässt ihn misstrauisch werden, obwohl er sich selber eventuell nicht darüber im Klaren ist, wie es dazu kommt. Wenn es mir als Gegenüber misslingt, auf das zu hören, was in mir vor sich geht; wenn ich wegen einer Abwehrhaltung in der Wahrnehmung meiner eigenen Gefühle versage, dann entsteht ein derartiger Fehlschlag.

Gesprächsförderer

Es ist ungefährlich, offen und ehrlich zu sein!
Dazu eine Beispiel-Formulierung:
»Ich möchte gern verstehen und noch besser erfassen, was Sie meinen.«
Der Gesprächspartner fühlt sich durch Wiederholungen angenehm verstanden.
Folgende Auflistung mag behilflich sein:
Noch, im Moment, jetzt, gerade, zur Zeit, im Augenblick,
Übertreibende Bestätigung mit dem Ziel der Konkretisierung eines Standpunktes ...

Folgende Auflistung mag behilflich sein:
Nie, niemals, undenkbar, unmöglich, völlig ausgeschlossen immer, stets, täglich, jederzeit, in jedem Fall.
In Beziehung setzen, um das Gehörte in ein geordnetes Schema zu setzen.
Folgende Auflistung mag behilflich sein:
einerseits-andererseits, teils-teils, sowohl-als auch, weder-noch

**Nachfragen fördert Verständnis.**
Folgende Auflistung mag behilflich sein:
»Können Sie mir gerade ein Beispiel dafür geben?«
»Was meinen Sie mit ...?«
»Was bedeutet ...?«
»Ich kann mir das im Moment noch nicht richtig vorstellen.
»Das habe ich gerade nicht verstanden.«

**Weiterführen und Denkanstöße geben.**
Folgende Auflistung mag behilflich sein:
»Was wäre, wenn ...?«
»Welche Konsequenzen hätte das ...?«
»Wie würde es aussehen, wenn ...?«
»Was würde passieren, wenn ...?«
»Was könnte schlimmstenfalls geschehen, wenn ...?«

**Mit weiterführenden Fragen entdeckt unser Partner, wo er innerlich steht.**
»Stell dir vor, du wirst es nicht tun ...«
»heute nicht, ...«
»Wie geht es dir?«

**Nachfolgende Frage ermöglicht ein bewusstes Prüfen aller befürchteten Folgen.**
»Was wäre die schlechteste Möglichkeit?«

**Wünsche heraus arbeiten / Was – wäre - wenn Muster.**
Folgende Auflistung mag behilflich sein:
»Wie wäre denn eine optimale Lösung?«
»Wenn du bereits jetzt wüsstest, wie die Sache ausgeht, was würdest

du tun bzw. unterlassen?«
»Stell dir den Zeitpunkt vor, da du die Sache abgeschlossen hast,
»wie wirst du dich fühlen?«
»Was wird nun dein nächster Schritt sein?«
»Was muss tatsächlich geschehen, damit ...?«
»Was brauchst du, um ...«
»Unter welchen Bedingungen könnten Sie wirklich ...«

**Ansprechen der Gefühle des Gegenübers.**
Folgende Auflistung mag behilflich sein:
»Sie sind da ganz ratlos.«
»Sie fühlen sich der Situation gegenüber völlig ausgeliefert.«

**Reagieren auf Beziehungsaussage.**
Wer die in einer Mitteilung unterschwellig mitschwingende Beziehungsaussage direkt anspricht, trägt nicht nur zur Klärung bei, sondern verschafft sich eine emotionale Distanz, die ihn davor bewahrt, gefühlsgeladen zu reagieren.

Meistens folgt daraufhin vom Gesprächspartner noch ein weiterer Satz zur Klärung.
Nachfolgende Auflistung mag behilflich sein:
»Das stört Sie.«
»Ihnen gefällt mein Vorschlag überhaupt nicht.«
»Sie sind wohl maßlos enttäuscht.«
»Mir wird gerade klar, wie viel Ihnen daran liegt.«

**Verhalten – welcher Nutzen steckt dahinter?**
Nicht das Verhalten beurteilen, sondern uns den Absichten des Verhaltens widmen!!

**Fehlende Wertschätzung führt zu Konflikten!!**
Sie lässt sich nicht durch sachliche Zugeständnisse ersetzen, weil jemand unter dem Gefühl leidet, schlecht behandelt worden zu sein.
Menschen unternehmen alle ihre Aktivitäten nur, um ein Gefühl zu produzieren, das angenehm für sie ist. Wir wollen uns wohl fühlen.
Tatsächliches Verhalten ist häufig abhängig vom momentanen Wohlbefinden!!

**Gleiche Worte – unterschiedliche Vorstellungen!!**
Aus der Annahme, dass der andere etwas genauso sehen, beurteilen, schätzen und empfinden muss wie wir, entstehen die alltäglichen Konflikte.

-

**Umschreibendes Zuhören befriedigt Bedürfnis nach Bestätigung.**
Nachfolgende Auflistung mag behilflich sein:
»Ihnen ist wichtig, dass ...«
»Sie legen Wert auf ...«
»Sie wünschen sich ...«
»Ihnen liegt am Herzen, dass ...«

***Empathie***
Wenn wir uns konkret vorstellen, was unser Gesprächspartner aufgrund unserer Äußerung empfinden wird und wie er zu reagieren gedenkt, dann fühlen wir uns tatsächlich in die Lage des anderen hinein. Dies wirkt wie ein Schlüssel zum anderen.
Vermeiden wir das Zurücklassen eines schalen Gefühles, z.B. wenn wir meinen, wir müssten uns einer Ausrede statt der Wahrheit bedienen. Der andere merkt bzw. spürt es doch!!
Folgende Auflistung mag behilflich sein:
»Vielleicht stoße ich Sie jetzt vor den Kopf; dennoch ...«
»Ich weiß jetzt nicht, inwieweit ich Sie jetzt enttäusche, aber ...«

A. Emotionale Distanz einnehmen
*(bei Wutausbrüche, persönlichen Angriffen, Vorwürfen etc.)*
Die Bewusstheit versetzt uns in die Lage, zu unseren Gefühlen eine gewissen Distanz einzunehmen. Können wir uns die momentanen Gefühle bewusst machen, sind wir ihnen nicht mehr auf Gedeih und Verderb ausgeliefert.

Wann immer wir beschreiben, was unser Gegenüber tut, machen wir die spontane Fortsetzung dieses Verhaltens unmöglich.
Nachfolgende Auflistung mag behilflich sein:
»Sie wollen mich partout überzeugen.«
»Sie können nur schwer akzeptieren, dass ich anderer Meinung bin als Sie.«

»Sie werden furchtbar ungeduldig, wenn man Ihnen nicht zustimmt.«
»Sie möchten mich hier unterbrechen.«
»Sie fallen mir gerade ins Wort.«
»Ihr Gedanke ist Ihnen so wichtig, dass ich jetzt meinen Mund halten soll.«
»Ich bin mir nicht sicher, ob Sie das interessiert, was ich sagen wollte.«
»Es fällt Ihnen schwer, auf mich einzugehen.«
»Im Moment möchten Sie mich nicht ernst nehmen.«

***Konflikte reduzieren:***
Wenn wir das Wort »aber« gegen »und« austauschen, zeigen wir damit, dass gegensätzliche Vorstellungen gleichzeitig nebeneinander existieren können.

**Ursache des Trübsinns ist im Missverhältnis von Vorstellung und Realität zu finden!**
Vermeiden wir den Fehler, uns selber oder anderen den Vorwurf zu machen – keiner kommt damit weiter! Es ist garantiert nicht die Lösung! Umgang mit Beschwerden durch geduldiges Eingehen auf die Gemütslage. Wir schaffen dadurch bei dem anderen gewissermaßen einen Ausgleich für die erduldete Enttäuschung!! Erst danach entsteht Kompromissbereitschaft und der Wille zur Kooperation. Positives Sprechen lässt Bilder entstehen, die in die gewünschte Richtung führen! Geben wir die Zielangabe vor. Demzufolge das Wort »NICHT« aus dem Sprachjargon streichen!

Beispiel Mutter-Kind:
»Pass auf, dass dein Becher nicht hinunterfällt.« = FALSCH!
»Kannst du bitte den Becher vor deinen Teller stellen.«
(**Zielangabe**) = RICHTIG

***Entscheidungsfreiheit vor Auge führen***
Eine Drohung verläuft nach dem Muster: wenn nicht – dann!
Eine Konsequenz zeigt den Ursachen-Wirkungs-Zusammenhang als logische Abfolge auf und vollzieht sich nach dem Muster:
»Sobald – kannst« bzw. »sofort – wenn«, wobei die Energien auf das gewünschte Ziel gelenkt werden.

***Für die Ohren des anderen argumentieren***
Hierbei gilt es, die Reaktion des Gesprächspartners als Rückmeldung zu betrachten. Bereits in der Einleitung sollten wir die grundsätzliche Haltung, die Vorlieben und Abneigungen des Gegenübers im Auge behalten.

Nach »innen- oder außengeleitet« ist zu berücksichtigen bei stehenden Entscheidungen:
Außengeleitete Entscheidung betrifft Menschen, deren Schema lautet: Welche Zustimmung finde ich?
Innengeleitete Entscheidung betrifft Menschen, deren Schema lautet: Wie fühle ich mich dabei?

Wie gehe ich als Partner damit um?
Bei Leitung durch äußere Bedingungen:
**Bestätigung:** Heute Abend läuft im Fernsehen ein Film von dem alle schon gesprochen haben.
**Frage:** Soll ich versuchen, Ihnen einen Platz im Fernsehraum freizuhalten?
**Begründung**: Ich möchte ihn gern mit Ihnen zus. ansehen.

Bei Leitung eines innengeleiteten Menschen:
**Bestätigung:** Bei Filmen möchten Sie sich gern Ihr eigenes Urteil bilden.
**Frage:** Welche Meinung haben Sie zu XY-Film?
**Begründung:** Ich möchte diesen Film gerne mit Ihnen zusammen ansehen und anschließend Ihre Einschätzung erfahren.

**Hin zu-Haltung** (etwas anderes erreichen, damit etwas ist)
**Weg von-Haltung** (etwas anderes verhindern, damit etwas nicht ist)

Fall-Beispiel:
Bestätigung: Sie interessieren sich für ...?
Frage: Mögen sie mir sagen, was Sie damit verbindet?
Begründung: Ich kann dann suchen, was Ihren Erwartungen am besten entspricht.

**Die Kunst, Veränderungen zu bewirken**
Wir werden mit Informationen konfrontiert, die nicht in unser Bild passen. Dann durchlaufen wir 4 Phasen: Schreck, Festhalten, Loslassen, Anpassen
Reaktion eines Gesprächspartners auf **Schreck:**
Man gebe dem Gegenüber die emotionale Sicherheit, dass Schreck eine durchaus angemessene Reaktion auf die gehörte Information darstellt.

Folgende Vokabelliste ist dabei behilflich:
Erstaunt, verwundert,
perplex, platt
sprachlos, verblüfft,
fassungslos, entsetzt,
schockiert, vor den Kopf gestoßen,
ganz durcheinander, vom Donner gerührt

Wir zeigen damit unserem Gegenüber nicht nur Wertschätzung, sondern kürzen damit die Phase ab.

Reaktion eines Gesprächspartners auf **Festhalten:**
Man bedenke, dass »Festhalten« einen Selbstschutz darstellt. Wer die Bedrohlichkeit einer Situation als für sich nicht gültig ummünzt, bewahrt sein inneres Gleichgewicht.
Nach dem Leugnen folgen die typischen Reaktionen von Zorn und Wut (Aggressionen).
Dann folgt verhandeln, wo versucht wird, so viel wie möglich noch zu retten.

Helfende Formulierungen können sein:
»Ihre Enttäuschung kann ich nachvollziehen ...«
»Verflixt, ich verpasse Ihnen da eine eiskalte Dusche und merke gerade, welche Verbitterung es bei Ihnen auslöst ...«
»Wahrscheinlich würden Sie mir jetzt am liebsten den Hals umdrehen, weil ich Sie in eine völlig unhaltbare Lage gebracht habe ...«

Reaktion eines Gesprächspartners auf **Loslassen:**
Dies ist die Phase des Abschiednehmens, wozu auch Zweifel gehören, die es gilt, ruhig auszuhalten.

Wer das Alte nicht sang- u. klanglos abschiebt, sondern einem würdigen Anschluss zuführt, gewinnt Energien für das Neue.

Helfende Formulierungen können sein:
»Sie sind noch ganz unentschieden,...«
»Das ganze geht Ihnen zu schnell,...«

Reaktion eines Gesprächspartners auf **Anpassung:**
Anpassung bedeutet die Bereitschaft **zu Neubeginn.**
Achtung: Rückfälligkeiten berücksichtigen! (vor allem bei Trauerphasen)

**Schlussfolgernde Gesprächsführung**
*Darunter versteht man die übereinstimmende Interpretation.*
Folgende Formulierungen können dabei behilflich sein:
Das heißt, ich schließe daraus ...
ich entnehme dem, daraus ergibt sich ...
in der Konsequenz bedeutet das ...
ich folgere daraus, daraus lässt sich ableiten, dass ...
das hört sich an, als ob ...
das sieht so aus wie ...

**Abschluss – Weisheit**
Unser Leben ist das, wozu unser Denken es macht! Dennoch gibt es immer zwei Möglichkeiten des persönlichen Umgangs, wenn uns plötzlich die Nachricht von einer drohenden Gefahr trifft.

**Der Unweise glaubt,**
dass die Dinge in Wahrheit so schlimm sind, wie sie ihm beim ersten Eindruck erscheinen, und festigt die zuerst gefassten Vorstellungen nachträglich noch durch seine bewusste Zustimmung.

**Der Weise dagegen** – mag er auch für einen Augenblick die Farbe gewechselt haben – versagt jenen ersten Eindrücken seine Zustimmung und bewahrt seine Fassung, die er solchen Vorstellungen gegenüber immer angenommen hat - Vorstellungen, die nur durch ihre Maske erschrecken.

## Was versteht man unter Palliativpflege

Die palliative, lindernde, ummäntelnde Pflege kann parallel zur kurativen Medizin stattfinden. Sie greift zwar nicht an der Behebung der Ursache an, entlastet aber die Situation. Es gilt, jede Situation mit neuen Augen zu betrachten, die Bedürfnisse des Betreffenden zu erfragen und/oder wahrzunehmen und individuell – auf diesen Menschen zugeschnitten – die Entscheidung über eine Handlung oder deren Unterlassung zu fällen. Man stellt sich dabei häufig folgende Fragen: Was tut dem Patienten aus seiner Sicht gut? Was macht die Situation aus seiner Sicht besser? Was möchte er? Was ist fachlich gesehen hilfreich und unterstützend? Die Handlungsmaxime ist: »Nicht dem Leben mehr Tage hinzuzufügen, sondern den Tagen mehr Leben geben.«

### Dokumentationssystem der Palliativpflege

Neben dem Medikamentenplan mit regulärer und im Bedarfsfall zu verabreichenden Medikation und der Pflegeplanung mit Durchführungskontrolle dokumentiert man auch eine soziale Anamnese, die Biografiearbeit, die psychische Verfassung des Patienten, seine Vorlieben und Abneigungen, seine Wünsche in Bezug auf seinen Tod und all das, was man an Informationen braucht, um einen Menschen umfassend, ganzheitlich und sorgfältig betreuen zu können.

### Palliativtherapeutische Symptomkontrolle

Wenn eine lebensverlängernde Maßnahme entsprechend dem mutmaßlichen Willen des Patienten oder in seinem wohlverstandenen Interesse nicht begonnen oder abgebrochen wird, ist die ärztliche Behandlung des Patienten bis zu seinem Tod im Sinne einer palliativtherapeutischen Symptomkontrolle und ganzheitlichen Begleitung weiterzuführen. Dazu informieren wir uns schon bei Aufnahme des Patienten, ob eine Vollmacht erteilt worden ist, die auch eine Heilbehandlung umfasst; ob ein gesetzlicher Betreuer mit dem Aufgabenkreis »Heilbehandlung« bestellt worden ist; ob eine Patientenverfügung erstellt wurde. Von diesen bestellten Personen holen wir uns die Einwilligung für die ärztliche Behandlung des betreffenden Patienten ab. Im Notfall, wenn keine Zeit bleibt, die Einwilligung einzuholen, handeln wir lege artis im objektiven Interesse des betreffenden Patienten. Bei der Durchführung palliativmedizinischer Maßnahmen darf eine Lebensverkürzung als nicht beabsichtigte

Nebenfolge in Kauf genommen werden. Die medizinische oder pflegerische Maßnahme muss einen Nutzen bzw. insgesamt mehr Nutzen als Schaden für Patienten erwarten lassen. Der Patient muss nach entsprechender Aufklärung in die Durchführung der Maßnahme eingewilligt haben. Darüber hinaus muss die Maßnahme mit einer hohen Qualität, d.h. nach den aktuellen Pflege- und Behandlungsstandards durchgeführt werden. Bei Konflikten mit dem Patientenwillen versetzt man sich in die Perspektive des Patienten; ermitteln die Erwartungen und Befürchtungen des Patienten; berücksichtigt psychosoziale Probleme; informiert sorgfältig den Patienten und seine Angehörigen über die Maßnahmen, bewertet auf Grundlage der Wertvorstellungen des Patienten den Nutzen und die Risiken der Maßnahmen; unterstützt den Entscheidungsprozess des Patienten und holt eventuell eine Zweitmeinung ein. Sofern eine Maßnahme nicht im engeren Sinne nutzlos ist, sollten sich Entscheidungen zur Therapiebegrenzung an den individuellen Präferenzen und Wertvorstellungen des Patienten orientieren.

Auch die Sondenernährung (PEG) gilt als Behandlungsmaßnahme. Die Nahrungs- und Flüssigkeitszufuhr gehört nicht immer zur Basisbetreuung, da sie für Sterbende eine schwere Belastung darstellen können. Jedoch müssen Hunger und Durst als subjektive Empfindungen gestillt werden. Künstliche Ernährung bedarf somit der Rechtfertigung durch einen Nutzen für den Patienten und der Legitimation durch den erklärten oder mutmaßlichen Patientenwillen. Es werden Entscheidungen nach dem »objektiven« Wohl des Patienten getroffen. Zudem werden den Patienten regelmäßig Flüssigkeit und Nahrung oral angeboten. Auch werden in regelmäßigen Abständen die Lippen befeuchtet und der Mund mit einem feuchten geschmackvollen Wattestäbchen ausgestrichen.

## Der Schmerz

Im Bedarfsfall führt man eine Schmerzanamnese und –diagnose durch in Form von Fragestellungen, wo und wann der Schmerz kommt, seit wann er besteht, wie der Schmerz in seiner Qualität ist, was zudem auftritt, was ihn beeinflusst und wie der Patient den Schmerz beeinflusst. Man berücksichtigt die Schmerzqualitäten und unterscheiden zwischen:

- dem somatischen Schmerz (**Nozizeptroschmerz**), Oberflächen- und Tiefenschmerz,
- dem **viszeralen Schmerz** wie Eingeweide (Gallenkollik, Ulkusschmerz, Turmorverdrängung),
- dem **neurophatischen Schmerz** (Druck auf einen Nerv). Man erkennt den zentralen Schmerz (**Thalamusschmerz**), der zumeist durch Hirntumore ausgelöst wird,
- dem **Deafferenztierungsschmerz** – einem Schmerz – bei dem das Gehirn einem Täuschungsmanöver unterliegt.

Wir haben uns die körpereigenen schmerzhemmenden Stoffe zu eigen gemacht; die sogenannten Endorphine. Sie haben die gleichen Eigenschaften wie Opiate. In Folge können die Schmerzmedikamente in den letzten Lebensphasen reduziert werden.

**Dokumentationssystem zu Schmerzverlauf:**

Gemeinsam mit den betroffenen Patienten führt man eine regelmäßige detaillierte Schmerzerfassung durch, um eine adäquate Schmerztherapie zu ermöglichen. Zur Ermittlung der Schmerzintensität bedient man sich der **numerischen, visuellen oder auch deskriptiven Analogskalen**.

Bei der numerischen Analogskala notiert das Personal auf einer Zahlenskala von 1 – 10 die Schmerzstärke nach Angabe des Betreffenden oder – wenn nicht möglich – nach eigener Beobachtung und Einschätzung.

Bei der visuellen Analogskala wird der Grad des Schmerzes verbal formuliert von »kein Schmerz« bis hin zu »stärkster vorstellbarer Schmerz«.

Bei der deskriptiven Ratingskala werden vorgegebene verbale Schmerzeinstufungen angekreuzt von »nicht vorhanden« bis »unerträglich«.

Dabei berücksichtigt man die Schmerztoleranz; sprich, die individuelle psychologische Komponente, abhängig von Persönlichkeit (Charakter, Unterscheidungsfähigkeit, Bewältigungsstrategien), Stimmung, Gefühle, Tagesform, Schlaf, Zuwendung, Hoffnung, Entspannung, Isolation, Familie.

**Schmerztherapeutische Standards:**

a) pflegerische Maßnahmen
b) medikamentöse Therapien

Eine gelingende Schmerzlinderung erfolgt nach folgenden Kriterien:

**a. pflegerische Maßnahmen und Möglichkeiten**

- Pflegeplanung/Pflegekonzept möglichst mit Patienten erstellen
- Wahrnehmung, Kommunikation, Dokumentation, Verlaufskontrolle
- Zuhören, ernst nehmen
- Haltung: Schmerz ist, was nach Aussage des Patienten weh tut
- Einbeziehen der Angehörigen des Patienten (Schmerzbuch führen lassen)
- Vermitteln zwischen Patienten, Angehörigen und Professionellen
- durch bedarfsgerechte Pflege zusätzliche Schmerzen vermeiden
- Ruhe und Sicherheit ausstrahlen
- Basale Stimulation in die Pflege integrieren
- Entspannende Waschungen, sanfte Einreibungen
- Berühren, Massieren (Schmerz weg reiben)
- Bewegungen und Entspannen
- Eventuell Physiotherapie mit einbeziehen
- Wärme- und Kälteanwendungen
- Ernährung auf Situation abstimmen
- Entlastende Lagerung und gleichzeitig Bewegungsmöglichkeiten lassen
- Antidekubitusmatratzen und –unterlagen
- Zur Erdung Schuhe im Bett anziehen
- Kurzzeitig in Laken wickeln zur Reorientierung der Körpergrenzen
- Dasein
- Entspannungsübungen
- Atemübungen
- Biografische Anamnese
- Coping/Bewältigungsstrategien des Patienten kennen lernen
- Ablenkung, wenn stimmig für den Patienten
- Eventuell Muskelrelaxans anregen (Anspannung Skelettmuskulatur)
- Reflexion eigener Schmerzerfahrungen
- Reflexion der eigenen Lebensauffassung und Philosophie vom Sinn des Leidens
- Angehörige integrieren und Anleitung geben
- Kreativität fördern
- Humor einsetzen
- Musik und Kunsttherapie anregen

- Berührungen ruhig, mit flächig aufgelegter Hand beginnen und enden
- Initialberührungen ritualisieren
- Patienten ermutigen zu wissen, was ihm gut tut
- Sinnorientierung unterstützen

**b. Medikamentöse Therapien**

Schmerztherapie greift an 3 Stellen an:

- Ausschaltung der nozizeptiven Information (Medikamente, Operation, Nervenblockade; Schmerzimpuls wird nicht weitergeleitet)
- Aktivierung schmerzempfindungshemmender Vorgänge über Medikamente, TENS, psychologisch
- Beeinflussung der individuellen Schmerzwahrnehmung und des Verhaltens
  (Biofeedback, Verhaltenstherapie, Medikamente)

## 3-WHO-Stufen-Schema

**WHO Stufe 1**

Gabe eines nicht-opioid-haltigen Analgetikums wie Meamizol (Novalgin), nicht-steroide Analgetika wie Declofenac. Zusätzlich kann Adjuvans gegeben werden.

**WHO Stufe 2** (unterliegt nicht dem Betäubungsmittelgesetz)

Gabe eines schwachen (mittelstarken Opioids wie Tilidin/Naloxon oder Tramadol. Dazu können o.g. Medikamente gegeben werden.

**WHO Stufe 3** (unterliegt Betäubungsmittelgesetz)

Gabe eines stark wirksamen Opioids wie Morphin. Auch hierzu können Medikamente der 1. Stufe verabreicht werden.

**Folgende Regeln sollten beherzigt werden:**

- Aufbau einer vertrauensvollen therapeutischen Beziehung
- Das Einnahmeschema liegt dem Patienten schriftlich vor: Einnahmezeiten, Präparate und Wirkung dieser
- Patienten ermutigen, aktiv an der Linderung der Schmerzen mitzuarbeiten
- Einbeziehung der Angehörigen
- Therapie geht Anamnese der Schmerz auslösenden Mechanismen voraus
- Ausschöpfung der ursächlichen Therapien (Bestrahlung, palliative operative Eingriffe)
- Abschwächung/Ausschaltung von Faktoren, die die Schmerzschwelle des Patienten senken (Angst, Schlaflosigkeit, Depression)
- Art und Wirkung der Vormedikation beachten
- Regelmäßige prophylaktische Gabe der Medikamente nach 24-h-Zeitschema
- Orale Applikation bevorzugen
- Parenterale Gabe nur in Ausnahmefällen (Erbrechen, Schmerzattacken)
- Individuelle Dosierungen
- Einstellung und Titration (Anpassung) schnell wirksamer Medikamente, für Dauertherapie Retardpräparate
- Zusätzliche Bedarfsmedikation für Schmerzspitzen von Anfang an festlegen und im Verlauf adaptieren
- Bei zu erwartender Schmerzverstärkung durch geplante Interventionen (Körperpflege, Verbandswechsel) präventive Gabe eines schnell wirksamen Opiodanalgetikums
- Bei Dosiskalation oder nicht beherrschbaren Nebenwirkungen Opoid wechseln
- Bei Umstellung Orientierung an Äquivalenztabelle
- Berücksichtigung von Adjuvantien
- Prophylaxe von Nebenwirkungen (Obstipation, Übelkeit)
- Regelmäßige Kontrolle und Dokumentation der analgetischen Wirkung und der Nebenwirkungen
- Zur Optimierung der Schmerztherapie andere Therapieverfahren bedenken

- Bei therapieresistenten Schmerzen an psycho-soziale Verstärkungsmechanismen denken
- Nebenwirkungen und Begleiteffekte mit Patienten und Angehörigen ausführlich besprechen
- Behandlung so einfach wie möglich halten

## Basale Stimulation

Mit der Anwendung der basalen Stimulation bei Patienten kann der Mangel an Eigenerfahrung, Eigenbewegung und Auseinandersetzung mit der Umwelt kompensiert werden. Basale Stimulation bedeutet, dass sich Pflegende mit dem ganzen Menschen auseinandersetzen, also mit dem Körper, dem Geist und der Seele (nach Bienstein und Fröhlich). Basale Stimulation kann helfen, die Würde des Sterbenden zu achten, seine Persönlichkeit, seine Einzigartigkeit, seine Eigenheiten und seine Verletzlichkeit zu spüren, zu akzeptieren und zu respektieren. Sie erleichtert den Zugang zum Sterbenden und somit in den meisten Fällen die verbale oder zumindest nonverbale Kommunikation. Schwerst kranke Menschen haben nicht selten eine veränderte Wahrnehmung, was auch die Sinne sehen, hören, riechen, schmecken und fühlen betreffen. Ersatzweise steigt dann aber die Wahrnehmungsempfindung über die Haut. Dem trägt man Rechnung in Form von Anerkennung, Geborgenheit und Fürsorge. Basal stimulierende Pflege soll Patienten dabei helfen, ihr Körperbild, also ihre Begrenzung zur Umwelt wieder zu erlangen. Sie soll die Orientierung fördern, Anregung bieten und Wohlbefinden vermitteln. Dabei arbeitet man mit dem wichtigsten Berührungsmedium in der Pflege, nämlich den Händen, und somit sind Pflegende professionell Berührende. Die Berührungen beginnen und enden deutlich, was auch jeweils angesagt wird. Man bedient sich zunächst der Initialberührung, einer deutlichen Berührung mit ganzer Handfläche auf dem Oberarm (**Kommunikatives Element**). Hierbei erlebt der Patient eine stabilisierende partielle Orientierung. Um dem Patienten Informationen über sich selber zu geben, verwendet man Materialien wie Tücher, Felle, Bürsten (**Distanziertes Element**).

**Atemstimulierende Einreibung** (rhythmisches Element) wird angewandt, um bei Patienten den Beziehungsaufbau zu fördern, eine psychische Stabilisierung zu erreichen, die Orientierung zu festigen, eine

Stressminderung herbeizuführen, Beruhigung zu bewirken. Sie ist einschlafördernd, atemunterstützend und beugt der Pneumonieerkrankung vor. Nicht selten gleicht sich der Atem des Patienten mit dem des Pflegenden an. Bei der Anwendung wird der Rücken des Patienten mit einer W/O-Emulsion eingecremt, wobei immer mit einer Hand Körperkontakt besteht. Die Einreibung wird in kreisförmiger Bewegung Richtung Steiß ab Nacken durchgeführt – mit beiden Händen rechts und links neben der Wirbelsäule. Die Finger bleiben geschlossen und die Hände liegen ganzflächig auf. Die Einreibung beginnt mit der Ausatmung. Der Wechsel von Ein- und Ausatmung erfolgt im Verhältnis 1:2.

Bei der Anwendung der **beruhigenden** Ganzkörperwaschung erfolgt die Waschung und das sich anschließende Abtrocknen mit der Haarwuchsrichtung, wobei die Wassertemperatur 10 Grad über der Körpertemperatur des Bewohners liegen sollte. Diese Form der Waschung beträgt längstens 20 Minuten. Ätherische Öle wie Rosmarin, Lavendel, Sandelholz müssen hautverträglich sein.

Bei der Anwendung der **belebenden** Ganzkörperwaschung fördert man die Aktivität und Aufmerksamkeit des Patienten. Die Waschung erfolgt gegen die Haarwuchsrichtung. Die Wassertemperatur ist gleich der Körpertemperatur des Bewohners. Als Zusatz zur Förderung der Wirkung empfehlen sich Öle wie Rosmarin, Zitrone oder Pfefferminzöl.

Bei der Anwendung der **entfaltenden** Ganzkörperwaschung – für Patienten geeignet, die sich in sich selbst zurückgezogen haben – führt die Waschrichtung vom Körperstamm in die Peripherie. Die Bewegungen werden synchron ausgeführt.

Bei der Anwendung der **geführten** Waschung werden die verbliebenen Aktivitäten und die Autonomie des Patienten unterstützt. Patient und Pflegekraft führen die Waschung gemeinsam durch.

Sterbenden bietet man alle 2-3 Stunden einen **Lagerungswechsel** an. Vorher verabreicht man ein Schmerzmedikament. Häufig genug verwendet man auch Felle, Decken, Lagerungskissen oder ein gerolltes Handtuch. Die Arme legt man meistens auf den Bauch des Patienten, da sie sich mit der Ein- und Ausatmung mit bewegen und somit von ihm wahrgenommen werden.

Bei der **umgrenzenden Lagerung** legt man bei dem Patienten zwei zusammengerollte Decken oder zwei große Gesundheitskissen rechts und links an die Seiten und drückt sie leicht an seinen Körper. An den Füßen wird ein weiteres, etwas härteres Kissen platziert. Dieses sog. **Nest** hilft dem Patienten, deutlich seine Körpergrenzen zu spüren, und vermittelt somit ein Gefühl der Geborgenheit.

Bei der Anwendung der **taktil-haptischen** Stimulation gibt man dem Patienten bei der Ganzkörperwaschung gut sinngebende Angebote. Beim Kontakt seiner Hände mit dem Wasser spürt er die Temperatur. Man gibt ihm auch Pflegegegenstände, die für ihn benutzt werden.

Bei der Anwendung der **vestibulären** Stimulation hilft man dem Patienten, sich im Raum zu orientieren. Sie informiert ihn über seine Lage und Bewegung im Raum und fördert das Gleichgewicht und die Wahrnehmung von Beweglichkeit. Hierzu verwendet man alle Lagerungsmöglichkeiten, das Absenken oder das Schaukeln im Patientenlifter. Auch das Essen reicht man - wenn möglich - sitzend, damit der Patient spürt, wann er satt ist. Dies gilt auch für Sondenkost.

Bei der Anwendung der **oralen** Stimulation gibt man dem Patienten Informationen über sich selbst und seine Umwelt. Hierbei vermittelt man Befriedigung und Lusterlebnisse und macht sie erfahrbar. Bei wahrnehmungsbeeinträchtigten Patienten verpackt man ein Eisstückchen in eine Kompresse und legt sie in den Mund, während die heraushängenden Enden verhindern, dass sich der Patient verschluckt. Durch die Reibung der Kompresse auf der Zunge wird gleichzeitig die Mundhöhle gereinigt.

## Biografiearbeit

In der Begegnung mit schwer kranken oder sterbenden Patienten befindet man sich in der Auseinandersetzung mit dem Leben dieser Menschen. Man beschäftigt sich mit den Fragen, was hat dieses Leben

geprägt, was war wichtig, welche Personen waren wichtig, wo ist dieser Mensch aufgewachsen, wo hat er gelebt, gibt es wichtige Bezugspersonen, welche Beziehungen sind abgebrochen, gibt es Kinder, was hat er erlebt, gibt es eine religiöse Prägung? Man sollte bestrebt sein, eine intensive Begegnung mit diesen Menschen zu pflegen, sodass diese Patienten Vertrauen fassen, damit eine befreiende und vertrauensvolle Begegnung stattfinden kann, die einiges bewegt und in Bewegung geraten lässt. Unter großer Sorgsamkeit nimmt man an Prozessen teil, die dieses Leben zum Abschluss kommen lassen. Man stößt behutsam an und regt an, wobei der betroffene Patient, dessen Leben zu Ende geht, den Weg lenkt. Dies geschieht durch Anregen der Sinne des Patienten, um ihn in seiner Gefühlsebene, seiner seelischen Welt zu erreichen. Man erlebt mit und kann nachempfinden, was jetzt noch wichtig ist oder geklärt werden muss. Dabei stehen folgende Möglichkeiten zur Verfügung:
Die **lineare Betrachtungsweise** von Geburt bis zum Alter hinsichtlich seiner Ereignisse; eventuell auch in Verbindung mit geschichtlichen Zeitgeschehnissen.

Die **spirale Betrachtungsweise** in Form eines breiten Spektrums aller Beziehungen und Lebensthemen.

Die Betrachtungsweise der **Spiegelungen** in Schritten von 7 Jahren. Hier liegen die Schwerpunkte in seelischen Entwicklungsschritten, Wiederholungen, äußeren Ereignissen. Dabei lassen sich Gefühle erkennen.

Die Anwendung eines **Genogrammes** ist eine grafische Darstellung des Familienstammbaums. Über Generationen hinweg werden wiederkehrende Muster und Verhaltensweisen einer Familie erkennbar.

Die **Gründe für biografisches Arbeiten** sind Wege aus der Einsamkeit; die Zuwendung von anderen Menschen stärkt das Selbstbewusstsein; im Rückblick gibt es Möglichkeiten, unerledigte Dinge und offene Themen anzugehen; es verbessert die Kommunikation zwischen Patient und Pflegenden; es hilft, den Patienten in seiner Ganzheit zu sehen; es werden Lebensweisheiten mitgegeben; emotionale Äußerungen wirken befreiend; Unruhezustände können somit verringert werden durch die

Wertschätzung des Patienten. Für das biografische Arbeiten plant man genügend Zeit ein und vermeidet Unterbrechungen. Man stellt neutrale und höfliche Fragen und formuliert einfache und klare Sätze, spricht dabei deutlich und langsam im Umgangssprachstil. Man bedient sich auch nonverbaler Signale wie Nicken, Blickkontakt und Augenbrauen hochziehen. Man hört aktiv zu und wiederholt mit den Worten des Patienten rückfragende zusammengefasste Gedanken des Gegenübers; man beachtet die Körpersprache des Patienten. Man verwendet offene Fragen, die ein Gespräch weiterführen können. Auch verwendet man die bildhafte Sprache, um besser verstehen zu können. Man bringt keinerlei Wertung oder Bewertung in die Aussagen des Patienten. Bei der Biografiearbeit baut man in Form von Anregungen der Sinne eine Brücke hin zur Erinnerung, die gelingt.

**Gerüche** wie Kuchen, Parfum, Gewürze, Blumen, Süßigkeiten, Getränke wirken anregend. Durch diese »Aufhänger« findet man den Einstieg in ein Gespräch.

Das **Hören** von Glocken, Spieluhr, Lieder, Stimmen, Instrumente, Regen, Gewitter, Verkehrsgeräusche, Pferde, etc. hat die gleiche Wirkung.

Das **Schmecken** von Lieblingsessen und Getränken weckt ebenfalls Erinnerungen an Erlebtes.

Mit dem **Tasten** von Sand, Erde, Muscheln, Stricknadeln, Blumen, Früchten, Geld werden ganze Erinnerungslaufbänder in Bewegung gesetzt.

Symbole wie das **Sehen** von Fotos, geografischen Karten, Postkarten, Bücher, Sprüche etc. setzt die Intensität fort.

Bei traumatischen Erlebnissen wie Kriegserfahrungen von Patienten wartet man auf ein Signal, ob er sich auf diesen schwierigen Weg der schmerzlichen Erinnerung einlassen möchte. Die Haltung und das Einfühlungsvermögen sollen den Betroffenen die Möglichkeit geben, sich mit ihren sehr intimen Lebensereignissen anzuvertrauen. Bei

Gelingen trägt man einen großen Teil zur Entlastung der betroffenen Patienten bei.

Bei der biografischen Arbeit dient als wichtiges Instrument das **Biografieblatt in der Dokumentation** von Pflegenden.

Namen, Orte, Ereignisse, Sprachen, Länder, Beschreibung der Kindheit und Jugendzeit, Erinnerungen an die Ursprungsfamilie mit Namen und Wohnorten, Zeit des Erwachsenseins, eigene Familiensituationen, Berufe, wichtige Ereignisse, Tage in der Familie, Hobbys, Beschäftigungen, Zeit des Alters, Fragen über die heutige Familie, Kontakte, Beziehungen, gibt es Enkelkinder, Freunde, Bekannte, Bezugspersonen, Namen und Gegenstände, die noch heute von Bedeutung sind, noch verbleibende Wünsche, heutige Situation beschreiben lassen in unserem Hause - können somit wichtige Anhaltspunkte sein, um in der letzten Lebenszeit einzelne Sätze oder Worte zuordnen zu können und verstehen zu lernen. Das Aufgeschriebene unterliegt wie alle Daten zur Person der Schweigepflicht. Man führt auch mit Einverständnis der Angehörigen ein **Biografieblatt für Angehörige** mit Daten zur Person, Vorlieben werden erfragt, was Freude macht, wovor Ängste und Sorgen bestehen, was Beruhigung auslöst, welche Themen schwierig sind, welche Bereiche Lieblingsthemen sind sowie die eigene Beziehung zum sterbenden Bewohner.

Auch führt man ein **ergänzendes Blatt** mit **Wünschen für das Lebensende.** Fragestellungen wie Mitglied einer Religion, gibt es eine Patientenverfügung, eine Vorsorgevollmacht, gibt es Wünsche zur Sterbebegleitung, zur Beerdigung, welche wichtigen Bezugspersonen können genannt werden, soll das Abendmahl oder die Krankensalbung erfolgen, welche Maßnahmen sollen bei Erkrankung ergriffen werden, soll es lebensverlängernde Maßnahmen geben.

## Seelsorge

Man versteht unter Seelsorge **Da-Sein**, wach, präsent, mit allen Sinnen, am Menschen und seinen Bedürfnissen orientiert und gleichzeitig in sich selber und in Gott verwurzelt. Die Pflegenden sollten sich dieser heilsamen und spirituell wichtigen Funktion bewusst sein. Sie haben sich selber den Fragen gestellt, wie wünsche ich mir den eigenen Tod, wie möchte ich sterben, wer sollte in dieser Stunde an meiner Seite sein, worauf hoffe ich, wer oder was erwartet mich jenseits der letzten Grenze, kenne ich Todesangst, gibt es traumatische Erfahrungen in meinem Leben, habe ich geliebte Menschen verloren und dies wenig verarbeitet, wie empfinde ich momentan meine Beziehung zu Gott? Wenn nun verbal oder nonverbal eine Beziehung zu sterbenden Patienten entstanden ist, erreichen die Poesie und die Schönheit der Sprache die Seele. Beten und das Handauflegen lassen den Atem ruhiger werden und die Entspannung tritt ein. Man weiß aufmerksam zu spüren, wann das Wort, wann das Schweigen angebracht ist. Man hält den Schmerz des Abschieds, die Auflehnung, die Angst und die Hilflosigkeit aus. Trost geschieht hier, wenn das Untröstliche ernst genommen wird.

## Sterbebegleitung in der palliativen Pflege

In der palliativen Pflege kommt der Kommunikation ein besonderer Stellenwert zu. Nicht selten verändert sich beim Sterbenden die Informationssprache zur Bildsprache. Der Horizont, wo Himmel und Erde sich zu berühren scheinen, ist für uns die Grenze, über die wir nicht hinausschauen können. Sterbende aber sind Grenzgänger. Was sie erfahren, lässt sich oft nur verschlüsselt kommunizieren. Er braucht zwar noch unsere Sprache, aber sie weist bereits auf anderes hin. Der sterbende Mund müht sich um das richtig gesprochene Wort einer fremden Sprache. Seine Symbolsprache besteht oftmals aus archetypischen Bildern und Metaphern. Den Pflegenden gelingt es häufig, durch einfühlsames Hinhören diese Bilder aufzuschließen. Dazu verbinden sie ihr Ohr mit ihrer Seele, denn sie wissen, dass sie nur mit dem Herzen gut hören. Das »Richtig-Verstanden-Haben« wird durch intensives Anschauen, ein erleichtertes Ja; aber auch ein Wechsel in der Atmung durch den sich in den Sterbephasen befindlichen Patienten bestätigt. Pflegende sagen auch dann noch liebenswerte Dinge, Dank, Gebet, ein klärendes Wort – wohlweislich, dass der Sterbende zwar nicht mehr sprechen kann, aber Hören im Sterbeprozess. Sie wissen um das Hören: ganz offen sein, ganz anwesend sein. Sie begegnen dem

Sterbenden als Mensch und wissen, dass dabei Heilung auf seelischer Ebene geschehen kann. Pflegende sollten in der Lage sein, mit all ihren Sinnen zu erfassen, an welcher Stelle der Patient sich wohl in seinem Sterbeprozess befindet. Sie holen den Menschen da ab, wo er sich gerade befindet. Sie erfassen die Gefühle, Vorstellungen und Befürchtungen des Sterbenden. Sie hören dabei auch auf ihre eigene innere Stimme und Intuition. Sie nehmen wahr: Gibt es alte Wunden, die in diesem Leben noch Heilung erfahren möchten? Befindet sich der Mensch emotional gerade in einer solch schmerzlichen Erfahrung aus seiner Biografie? Ist zur Klärung oder Heilung Zeit und Raum und eine realistische Möglichkeit vorhanden? Ist der Mensch in sonstige Ängste verstrickt oder darin gefangen? Schaut er optimistisch in das Neue oder haftet er an Vorstellungen, die ihm den Abschied besonders schwer machen? Gibt es noch Vergangenes, Angestautes, das es zu lösen gilt? Welche Bedürfnisse, Wünsche und Sehnsüchte hat der Patient? Möchte er noch einmal etwas erleben, was ihm immer große Freude bereitet hat und wichtig war? Vielleicht eine Reise, ein bestimmtes Getränk oder Gericht? Pflegende begegnen den Sterbenden auf der verbalen- und nonverbalen Ebene sowie auf der Gefühlsebene, aber auch – bei Bedarf – der körperlichen Begegnung. Berühren und Halten gehören ebenfalls zum Einsatzspektrum. In der letzten Phase ist die pure Kraft des Daseins für Sterbende sehr intensiv, bewegend und ausdrucksstark. Unter Umständen arbeiten sie auch mit einem pentagonischen Holz-Musikinstrument, bestehend aus den 5 Grundtönen, die im Empfinden noch die unterste Bewusstseinsebene erreichen und beruhigend wirken. Stets begegnen unsere Pflegenden den Sterbenden wertfrei. Sie beherrschen die Fähigkeit der Authentizität.

**Dokumentationssystem zu Sterbebegleitung**

Folgende Unterlagen werden geführt: Ein Einsatzplan, vor allem, wenn es um die letzten Wochen oder Tage geht, in denen mehrere Personen, z.B. bei Nachtwachen eingeplant werden. Im Hintergrund steht eine sehr zeitaufwendige Organisation mit vielen Absprachen, die zeitgenau klappen muss. Fortlaufende Dokumentationen mit Datum, Gesprächen oder Besuchern. Der Ablauf der Verlaufsgeschichte wird dokumentiert, um eine Entwicklung auch über einen längeren Zeitrahmen gut verfolgen zu können. Gesprächsnotizen mit Angehörigen, Ärzten, Pflegepersonal werden geschrieben, ebenso Pausen in Begleitungen, wo z.B. eine

Besserung eintritt, der Rhythmus der Begleitung sich verändert. Auswertungsbögen für eine Begleitung als Grundlage und Nachweis für Statistik und Zuschüsse sind unumgänglich. Die Zeiten für Einsätze werden ebenfalls dokumentiert. Weiterer Inhalt der Dokumentation sind Stammblatt, Einsatzplan, Biografieblatt als Weiterführung, Protokollblatt.

## Gelotologie

Gelotologie als die Wissenschaft vom Lachen sollte groß geschrieben werden in der Erkenntnis, dass Lachen von Ängsten, Stress, Anspannung entlastet sowie von Ärger, Wut und Hassgefühlen. Lachen als die Brücke vom Ufer der Angst zum Ufer der Liebe, der Entspannung, des Loslassen Könnens, der Gelassenheit, der Heiterkeit. Lachen hilft, unerträgliche Situationen zu ertragen. Hilfreich dazu ist das Vorhandensein eines sogenannten Lachbuches, was in regelmäßigen Abständen mit Witzen von Patienten erweitert wird. Sprüche, Reime, Anekdoten, Witze, Komiken machen den Inhalt aus. Der Humor ist eine Ressource des schwerst Kranken/Sterbenden und der ihn umgebenden Menschen. Mit Humor, mit einem Lächeln kann man dem Patienten etwas anbieten, bei denen Heilung nicht mehr möglich ist – echtes Mitgefühl, Mitmenschlichkeit und Liebe.

## Umgang mit an Demenz Erkrankten

Patienten in weit fortgeschrittenen Stadien der Demenz leiden an einer Vielzahl quälender, somatischer und psychischer Symptome (multimorbider Krankheitszustand). Zu dieser Zeit besteht das einzig sinnvolle Behandlungsziel in der Optimierung ihrer Lebensqualität. Hier greift das Füllhorn der Palliative Care, bestehend aus Therapie, Pflege, Liebe, Empathie, Sorgfalt. Man setzt das Instrument der multidimensionalen Fürsorge ein. Die an Demenz erkrankten Patienten dürfen sicher sein, dass wir Pflegende sie als Menschen verstehen, sie respektieren und wertschätzen, dass wir ihre Schmerzen und quälenden Beschwerden lindern, dass sie wünschen, fordern und verweigern dürfen, dass sie bis zuletzt kompetent und liebevoll betreut werden.

Die führende Kommunikationsmethode ist die **Validation** nach **Naomi Feil** und die basale Stimulation. Man beherrscht die kleine Ethik in Form des Tonfalles. Man geht auf den Patienten ein, bezieht ihn in Entscheidungen mit ein – auch wenn er es selbst nicht mehr einfordert. Man weiß, dass die Einstellung und Haltung der Pflegenden maßgeblich den Krankheitsverlauf und die Lebensqualität mitbestimmen. Die Aufgaben des Schmerz- und Symptom-managements sollte erfüllt werden. Man erkennt am – angespannten Gesichtsausdruck, an verkrampfter Haltung, an Schonhaltung, am veränderten Atemrhythmus, an der Verschlechterung des Allgemeinzustandes, am Anstieg des Blutdruckes, an zunehmender Bewegungsunlust, an verstärktem Rückzug, an Appetitlosigkeit, an Unruhe, Schreiben, Anklammern, Aggressivität, an zunehmender Ratlosigkeit und Verwirrtheit und an Schlafstörungen sowie an Begleitsymptomen wie Blässe, Übelkeit und Tachykardie – dass hier die **Palliative Care** angewendet werden muss in Form von Kommunikation, in Beziehung treten und Schmerzlinderungstherapie. Aber auch Begleitumstände wie schlechte Lage, nasse Einlage, Hunger, Einsamkeit werden beobachtet und abgestellt. Die palliative Begleitung Demenzkranker beginnt bereits mit dem Kennenlernen. Es ist entscheidend für das »Wie« von Leben und Sterben der Patienten, dass von Anfang an die Beziehung im Vordergrund steht. Es braucht Zeit, die Biografie kennen zu lernen, sich auf Eigenheiten und Rhythmen einzustellen und eine Atmosphäre der Geborgenheit zu schaffen, zumal hochbetagte Demente gleichzeitig in verschiedenen Zeitebenen sich bewegen.

## Trauerbegleitung

Die mit uns zusammen arbeitenden Trauerbegleiter ermöglichen eine konzentrierte Beschäftigung mit dem Verlauf der Trauer und ermöglichen dadurch das Wachsen des Vertrauens und die Selbstannahme Trauernder. Sie wissen um das Chaos der Verzweiflung, was sich auch durch Wissen nicht verhindern lässt, sondern in dem man nichts machen kann, sondern warten muss, bis die Wachstumsphasen durchlebt sind. Sie wissen um die Trauer als eine unwillkürliche psychische Reaktion des Menschen auf Verlusterfahrung. Zur Trauer gehört deshalb eine Spannung zwischen erwünschter Nähe und der

Erfahrung von Alleinsein in der Trauer. Die Trauerbegleiter verändern nicht ihre Gefühle, sondern lassen sie so zu, wie sie ihnen begegnen, wohlweislich, dass, wer seine unverfügbaren Gefühle dauernd zu überspielen versucht, um so unvorbereiteter, manchmal sehr plötzlich und dramatisch davon heimgesucht oder überschwemmt wird. Die Trauer ist ein Weg in die Tiefe als psychisch-spiritueller Prozess anzuerkennen. Trauerbegleiter wissen zu genau, dass der Mensch (also auch der Trauernde) erst stirbt, wenn er alle unerledigten Geschäfte, nicht zu Ende geführten Konflikte, Schuldgefühle, Verletzungen entweder in der inneren Auseinandersetzung vor dem Sterben noch einmal durchlebt oder sie einfach liegen lassen kann. Dann hat sich in der Tiefe seiner Seele eine Identität gebildet, in der Sterben erlaubt ist. Daher nehmen Trauerbegleiter nicht vorschnell den psychischen Schutz des Trauernden weg, denn sie wissen, dass die Seele des Trauernden ein sehr genaues Gespür dafür hat, wie viel Schmerz und Wahrheit sie ihm wann zumutet, denn der Trauernde erlebt immer wieder windstille Zonen, in denen der Schmerz aussetzt. Die Seele sammelt solange Kräfte, bis sie eine Phase von Schwachheit zulassen kann. Dieses Nebeneinander von größtem Schmerz und Normalität wird im Betroffenen von innen gesteuert. In der Begleitung versucht man, solche Vorgänge bewusst zu machen, dass die Betroffenen für sich eine erträgliche Balance zwischen Trauern und normalem Leben finden. Die Psyche bereitet sich darauf vor, indem sie immer wieder holt, was ihr fehlt und der Begleiter unterstützt behutsam diesen Prozess. Er weiß um die Veränderungsmöglichkeit, wenn es erlaubt ist, die Gefühle zu fühlen, zu sagen, zu beschreiben. Danach erst verlieren sie ihre Wucht, ihren Schmerz und auch die Last. Der Begleiter gibt Erlaubnis und Schutzraum, belastende und schreckliche Gefühle hervorkommen zu lassen. Auch weiß der Begleiter, dass sogar die schwerste Schuld vergeben wird. Auch die Wut baut sich nur ab, wenn sie gestattet ist. Inmitten dieser Hölle sagt eine innere Stimme der Trauernden, da er da durch muss. Dies wird unterstützt durch jene psychisch-spirituelle Erfahrung, dass Schmerzen leichter werden, wenn sie offen gefühlt werden können. Am Ende der Trauer trägt der Trauernde den Verstorbenen tief in seiner Seele und fühlt sich ihm nah. So wächst eine neue Persönlichkeit, in der der verstorbene Mensch und die Trauer um ihn integriert sind.

**Ausblick**
Auch im Bereich der palliativen Versorgung werden sich in Zukunft pflegewissenschaftlich immer wieder neue Erkenntnisse ergeben. Alle in der medizinischen Behandlung, in der Betreuung und in der Pflege Tätigen werden sich stets den neuen Anforderungen stellen müssen. Daher muss dieses Konzept stetig überprüft und überarbeitet werden.

## Individuelle Trauerbegleitung/Betreuung

Abzuklärende Fragen nach einem Todesfall:

- Um welchen Verlust handelt es sich?
- Woran starb der Mensch, der betrauert wird?
- Handelt es sich um einen plötzlichen Todesfall?
- Wie waren die Begleitumstände, wann geschah es, wo trat der Tod ein?
- Wie lange hatten die Angehörigen Zeit, sich mit dem Gedanken an Tod vertraut zu machen?
- Wer war der Verstorbene?
- In welchem Näheverhältnis zum Trauernden stand er?
- Wie war die Beziehung zum Trauernden?
- Wer ist der Trauernde?
- Welche Trauergeschichte bringt der Trauernde mit?
- In welcher Lebenssituation trifft den Trauernden der Verlust?
- Welche Persönlichkeitsmerkmale sind typisch für ihn?
- Wie regiert er auf andere Ausnahmesituationen?
- Wie schaut sein soziales Umfeld aus?
- Gibt es ein soziales Netz, dem er sich zugehörig fühlt?
- Dem Trauernden ganzheitlichen Zugang zu seiner Trauer ermöglichen
- Unterstützung der Körperwahrnehmung
- Hinweise auf kreative Ausdrucksmöglichkeiten (Malen, Schreiben, Musizieren)
- Unterstützung der Erinnerungsarbeit (Geschichte der Beziehung, Gefühlspanorama)
- Aufforderung, aller Gefühle – Gedanken – Erinnerungen auszudrücken

- Arbeiten am Stehvermögen des Trauernden: Spaziergänge, Körperwahrnehmung, Erdung
- Unterstützung des Tränenflusses
- Hilfestellung, das Gedanken- und Gefühlschaos zu ordnen: Schatten- u. Sonnenseiten
- Trauerrituale unterstützen
- Andere Trauersituationen – andere Verlustanlässe können sich mit dem Aktuellen vermischen

Hilfreiche Unterstützung des Trauernden:

- Mit sich selbst behutsam umgehen
- Rücksicht nehmen auf die Grenzen der eigenen Belastbarkeit
- Einhalten des Tagesrhythmus, essen, entspannen, schlafen
- Suche nach individuellen Ausdrucksmöglichkeiten der Trauer (schreiben etc.)
- Mit dem Verstorbenen in Kontakt bleiben: Aufstellen von Fotos, Kerzen, Blumen etc.)
- Orte der gemeinsamen Geschichte aufsuchen
- Gedenktage bewusst gestalten (Hochzeitstag, Geburtstag etc.)
- Persönliche Rituale finden
- Gestaltung des ersten Trauerjahres
- In der ersten Zeit keine großen Veränderungen vornehmen (Geduld mit Umräumen etc.)
- Andere Veränderungen vermeiden (Wohnungswechsel, Ortswechsel, Berufswechsel etc.)
- Kontakt zur Natur suchen (Spazierengehen – bewusstes Wahrnehmen der Jahreszeit etc.)
- Mit Menschen sprechen, die Ähnliches erleben oder erlebt haben
- Bewusstes zugehen auf Menschen, denen man sich zumuten möchte
- Hilfe erbitten: Erledigungen, klärende Gespräche, Anteilnehmen, Da-Sein, Erreichbar-Sein
- Eventuell alltägliche Verrichtungen übernehmen:<br>Wohnung sauber halten, Essen machen, Küchengespräche führen, Post erledigen, Behördengänge etc.
- Akzeptieren der Empfindungslosigkeit
- Detailliert und wiederholt über den Verlust sprechen
- Aufschreiben der jetzigen Ereignisse, Emotionen

- Unterstützung bei Aufbahrung und Verabschiedung vom Verstorbenen
- Begleitung bei Beerdigung und Friedhofsbesuchen
- Nähe und Wärme anbieten – aber auch Distanz erspüren
- Zusammensein mit Freunden und Angehörigen fördern, ohne den Betroffenen zu bevormunden
- Inneres Bild von Versöhnung aufbauen: was hätte der Verstorbene jetzt gesagt oder getan oder wie hätte er dieses oder jenes aufgefasst?
- Schuldgefühle aussprechen lassen (was würde man tun wollen, wenn der Verstorbene noch leben würde?)
- Realitätsprüfung von Schuldgefühlen: Was haben Sie wirklich getan oder gelassen?
- Brief an Verstorbenen schreiben
- Gemeinsam Fotos anschauen und erzählen
- Erlaubnis geben, Gefühle zeigen zu dürfen
- Hilfe bei Artikulation von Gefühlen anbieten
- Angst vor dem »Verrücktsein« beruhigen durch Hinweis auf Normalität des emotionalen Chaos
- Sprechen über den Verstorbenen – über die Beziehung zu ihm – über das, was fehlt, aber auch über das, was jetzt Gott sei Dank aufhört;
- Erinnerungen – Freundschaften – Enttäuschungen – Wesenszüge – Anekdoten – Spitznamen – Lieblingsgedicht – Zitat – Träume – verborgene Hoffnungen – Irrtümer
- Puzzle erstellen in Form von Kärtchen: Liebenswerte Seiten – schmerzhafte Gedanken
- Porträterstellung: Skizzen – oder symbolhaft
- Eindrücke vertiefen – Missverständnisse klären
- Organisation von Treffen mit Menschen aus den verschiedenen Lebensabschnitten des Verstorbenen: Schule, Ausbildung, Studium, Arbeitsleben, Urlaub, Hobby
- Tisch mit Erinnerungsstücken schmücken
- Sensibel sein für den verdeckten Ärger auf den Verstorbenen
- Erlaubnis geben für: Ich liebe dich und ich bin wütend auf dich
- Sich regelmäßig kümmern – Wie geht es Ihnen wirklich?
- Erlaubnis geben, Geschichten und Fantasien bezüglich des Verstorbenen immer wieder erzählen zu dürfen und die sich einstellenden Emotionen zuzulassen

- Rollenübernahmen unterstützen und bei Problemlösungen helfen
- Schwankungen zwischen »Realisierung« und »Flucht« einkalkulieren und klären
- Abwehrmechanismus beobachten und ggfs. vorsichtig deren Sinnhaftigkeit ansprechen
- Herausarbeiten von: Was ist mir geblieben – was hat der Verstorbene aus mir herausgeliebt und was möchte ich weiter aufrechterhalten?
- Frageklärung, ob der Tod den zukünftigen eigenen Lebenssinn verändert
- Eventuelle Versuche zu neuen Beziehungen unterstützen
- Mitaufbau eines **eigenen Lichtes** des Hinterbliebenen unabhängig von anderen Menschen und äußeren Faktoren

Kleine Gesten als Trost für den Trauernden:

- Kleine Grüße in den Briefkasten werfen – schöne Karten, Spruch- und Bildsymbole
- Regelmäßige Telefonanrufe
- Briefe mit persönlich gehaltenen Aussagen
- Kleine Geschenke: Buch, Stein, Blume, Kerze
- Einladung zum Essen
- Einladung zu einem gemeinsamen Spaziergang
- Abholen zu einem Stadtbummel
- Einladung zu längeren Fahrten, Ausflügen
- Einladung zu einem Konzert
- Begleitung zum Friedhof
- Blumen vorbeibringen
- Gedenktage nicht vergessen
- Kontakt an sogenannten Familienfesttagen pflegen (Weihnachten etc.)
- Kuchen, Kekse, Ähnliches mitbringen
- Konkrete Hilfe anbieten: einkaufen, Behördengänge
- Gesprächsbereitschaft signalisieren
- Ermutigung zum Erzählen: alles aussprechen lassen
- Ermutigung, ein Tagebuch zu schreiben

- Ermutigung, eine Schatztruhe zu basteln – und Bedeutsames dort hineinzustecken
- Ermutigung, zu anderen Trauernden Kontakt aufzunehmen (Selbsthilfegruppen)
- Vermittlung von Kontaktadressen
- Körperkontakt (Hand halten, in den Arm nehmen, streicheln)
- Stille teilen – rein rasches Überwinden der Trauer erwarten

Dem Körper Aufmerksamkeit widmen:
- Atemübungen
- Entspannungsübungen
- Körper-Spür-Übungen: Fantasiereise durch den Körper
- Konturierungsübungen
- Berührungen: Füße streicheln und klopfen, Gesicht und Hände streicheln,
- Rücken an Rücken sitzen
- Übungen für Erdung und guten Stand
- Tanzen

Die Sinne beleben:
- Hören (Musik, Klänge)
- Schwingen (Arbeit mit Gongs)
- Riechen (Salbei, Duftöle, Früchte)
- Schmecken (Süßes, Saures, Bitteres, Salziges)
- Tasten (Materialien aus verschiedenster Qualität – Stoff, Holz, Wasser, Metall, Fell)
- Für Wärme sorgen (Tee, Wärmeflasche, Decke)
- Einen Gruppenmittelpunkt gestalten (Blumen, Kerze, Duft, schöne Steine, Stoff)
- Natur bewusst erleben (Wind, Wasser, Wärme, Kälte des Bodens unter den Füßen, sich auf den Bauch von Mutter Erde legen, Baumrinden anfassen)

Trauer und andere Gefühle ausdrücken und formen:
- Malen
- Mit Ton arbeiten
- Schreiben (Abschiedsbrief, Trauermärchen, Gedicht)

- Mit Instrumenten Schmerz und andere Gefühle ausdrücken
- Mit der Stimme Schmerz und andere Gefühle ausdrücken (singen, tönen, lachen, klagen)
- Tanzen

Mit Symbolen und Ritualen Trauer und Abschied gestalten:
- Symbole für Trauer und Abschied suchen
- Symbole für die eigene Kraft suchen (Gartenarbeit, Gestaltung von ...)
- Mit Erinnerungsstücken einen Gedenkort gestalten
- Eine Gedenkfeier ausrichten
- Eine Klagemauer errichten
- Einen Baum pflanzen
- Die Kraft der Bilder nutzen (Meditation etc.)
- Rituale gestalten zur Klärung von Gefühlen:
- z.B. etwas dem Feuer übergeben, ein Schiff wegfahren lassen, einen Luftballon davonfliegen lassen

Vertrauen und Solidarität schaffen:
- Gruppenübungen zu Getragen- und Gehaltensein
- Vertrauensübungen
- Ein Netzwerk gestalten

## Aktive und passive Sterbehilfe

(Quellen aus dem Internet, Fachbüchern, Berichterstattungen Betroffener)

**Begriffserklärungen**

(u.a. Aussagen von Dr. Kurt F. Schobert/ DGHS – Humanes Leben – Humanes Sterben vom Gkr. Sozialpolitik anlässlich eines Statement vom 24.1.2006)

**Aktive Sterbehilfe:**

Sie ist die direkte, aktive Tötung eines Menschen. Sie ist zum Zweck der schmerzlosen Tötung eines Sterbenden widerrechtlich und strafbar und nach dem § 212 StGB (Totschlag) mit einer Freiheitsstrafe von mindestens 5 Jahren bestraft. Das Verlangen nach dem eigenen Tod des Patienten ändert nichts an der Strafbarkeit, jedoch wird die Tat dann nach § 216 StGB (Tod auf Verlangen) bestraft.

**Indirekte Sterbehilfe**:
Hospizpflege, Palliativmedizin und Schmerztherapie bedeuten ummanteln, einhüllen bis hin zum Abtöten aller Empfindungen und endet mit Tiefschlaf, was bedeutet, dass der Betreffende nicht mehr bewusst wahrnimmt.
Man bezeichnet sie als die Tolerierung eines verfrühten Todes aufgrund einer medizinisch schmerzlindernden Behandlung im Einverständnis mit dem Betroffenen. Diese indirekte Sterbehilfe – auch **echte Sterbehilfe** genannt - ist nicht strafbar, da die Lebensverkürzung als unbeabsichtigte Nebenfolge einer anderen notwendigen Behandlung auftritt. Die Ermöglichung eines Todes in Würde und Schmerzfreiheit gemäß dem erklärten oder mutmaßlichen Patientenwillen ist ein höherwertiges Rechtsgut als die Aussicht, unter schwersten Schmerzen noch kurze Zeit länger leben zu müssen.

**Passive Sterbehilfe**
Hierbei wird auf lebensverlängernde Maßnahmen verzichtet. Passive Sterbehilfe durch Sterbenlassen ist nur zulässig, wenn die ärztliche Behandlung das Recht eines Menschen auf menschenwürdiges Sterben verletzt würde. Man unterscheidet zwischen passiver Sterbehilfe im engeren Sinn (Sterbevorgang hat bereits eingesetzt) und im weiteren Sinn (keine unmittelbare Todesnähe). Während die Sterbehilfe im engeren Sinn (»Hilfe beim Sterben«) straffrei ist, ist die Sterbehilfe im weiteren Sinn (»Hilfe beim Sterben«) strafbar. Wird passive Sterbehilfe ohne eine Willenserklärung des Patienten vollzogen, können sich die Garanten nach § 212 StGB (Totschlag) strafbar machen. Garanten sind nächste Familienangehörige wie Ehegatten, Verwandte in gerader Linie und Geschwister. Sie sind verpflichtet, sich gegenseitig Beistand und Hilfe bei Gefahren für Leib und Leben zu leisten. Zusätzlich kann es zu einer freiwilligen Übernahme von Schutz und Beistandspflichten kommen, wie etwa der Arzt durch seine ärztliche Behandlung. Dritte (Nichtgaranten) können sich nach diesem Paragraf nur strafbar machen, indem sie aktive Sterbehilfe leisten. Ist der Wille des Patienten nicht

zweifelsfrei zu erkennen, dass die Behandlung abgebrochen werden sollte, muss eine Motivforschung stattfinden. Mit Motivforschung wird die Erforschung des mutmaßlichen Willens des Kranken bezeichnet.

**Beihilfe zum Selbstmord**
Beihilfe zum Selbstmord bedeutet, einem Menschen einen Selbstmord zu ermöglichen, diesem jedoch muss den letzten Schritt überlassen. Beihilfe zum Selbstmord ist für Nichtgaranten nicht strafbar, jedoch muss dem Betroffenen nach Verlust des Bewusstseins nach §323 c (Verpflichtung zur Hilfeleistung) geholfen werden. Eine Unterlassung der Hilfeleistung kann mit einer Freiheitsstrafe von bis zu einem Jahr geahndet werden.

**Humane Sterbebegleitung**
SOWOHL-ALS-AUCH-DENKEN will integrieren, will fall- und situationsbezogen dem Würde-Empfinden des betroffenen Patienten dienen

**Euthanasie im dritten Reich**
Seit Kriegsbeginn 1939 konnte unheilbar Kranken der »Gnadentod« gewährt werden. In bestimmten Anstalten (Hadamar bei Limburg, Hartheim bei Linz, Zuchthaus Brandenburg) wurden vor allem Geisteskranke, Epileptiker, Körper- und geistig Behinderte zusammengezogen. Vorerst galten diese Anstalten als Zufluchten für Geisteskranke, vor den sogenannten »Vollwertigen«, wo den Kranken ein friedliches Leben unter ihresgleichen ermöglicht wurde. Hitlers Regierung bezeichnete damals seines Gleichen als »Vollwertige«, wobei die Kranken als »Lebensunwerte« in der Bevölkerung hingestellt wurden. Nach und nach wurden die hier zuletzt Genannten von ihren »heimischen« Anstalten in größere Anstalten wie Hadamar gebracht. Oft musste dabei Gewalt angewendet werden, da sich die Kranken aus Angst wehrten, obwohl sie Ziel und Grund des Transportes nicht kannten. In diesen Sammelanstalten  (Grafeneck) wurden sie durch Injektionen oder Vergasungen getötet. Die offenen Proteste Geistlicher beider Konfessionen führten im Herbst 1941 zur öffentlichen Einstellung der Ermordung von erwachsenen Heil- und Pflege-Insassen. Auch Ärzte dieser Anstalten gaben ihre Bedenken an dieser Art der Tötung von Kranken bekannt. Einzeltötungen (wilde Euthanasie), Kindereuthanasie und Ermordung sogenannter »lebensunwerter« KZ-Häftlinge wurden

jedoch fortgesetzt. Das nationalsozialistische Euthanasieprogramm war unabhängig von der Ausrottung der Juden und der Angehörigen der Ostvölker. Dies war allerdings Völkermord und hat mit der heutigen Diskussion von Sterbehilfe nichts zu tun.

## Gesetzliche Regelungen in Deutschland

***Sterbebegleitung:***
Menschliche, soziale, psycho-soziale und pflegerische Betreuung von Sterbenden unter Hinzuziehung der medizinischen Palliativversorgung inklusive Schmerztherapie, die erlaubt ist.

***Passive Sterbehilfe***:
Sie bedeutet, lebenserhaltende Maßnahmen einzuhalten

***Indirekte Sterbehilfe***:
Sie bedeutet, dem Patienten schmerzstillende Medikamente zu verabreichen, die unter Umständen zu einem früheren Tod führen können. Der Tod wird aber nicht von vornherein beabsichtigt.

***Beihilfe zur Selbsttötung*** (assistierter Suizid):
Man stellt dem Sterbewilligen die Mittel bereit, die er zum Suizid benötigt. Diese Form der Sterbehilfe ist nicht strafbar, solange nicht gegen das Arzneimittelgesetz verstoßen wird in Form von verschreibungspflichtigen Medikamenten, die für den Selbstmord ausgehändigt werden.

***Aktive (direkte) Sterbehilfe (Euthanasie***):
Sie ist strafbar – auch wenn der Patient nachweislich danach verlangt hat. Sie bedeutet, dass ein Dritter den Akt des Suizid beim Patienten durchführt.
»Unter Euthanasie im eigentlichen Sinne versteht man eine Handlung oder Unterlassung, die ihrer Natur nach und aus bewusster Absicht den Tod herbeiführt, um auf diese Weise jeden Schmerz zu beenden« (Evangelium vitae, OR 9. April 2004). Das Ziel ist der Tod des Patienten (Hilfe zum Sterben) – im Tausch gegen Leidbeendigung. Der Klarheit wegen ist zu überlegen, den Begriff »Euthanasie« (d.h. der »gute Tod«)

nur auf die Fälle zu beschränken, bei denen wie in der NS-Zeit die Tötung ganzer Gruppen (z.B. der Geisteskranken) bewusst und systematisch angestrebt wird.

***Tötung auf Verlangen***
Ebenso strafbar gem. § 216 StGB. Es handelt sich auch dort um die Vernichtung fremden menschlichen Lebens mit Einwilligung (auf Wunsch) des Betroffenen. § 216 markiert die Grenze des menschlichen Selbstbestimmungsrechts.

***Terminale Sedierungsbehandlung***
Sie ist ebenfalls strafbar, wenn der Tod des Patienten ein erklärtes Ziel bzw. impliziertes Ziel der Behandlung ist.
Ebenfalls natürlich strafbar ist die Vernichtung fremden Lebens ohne bzw. gegen die Einwilligung des Betroffenen.

## Wichtige Paragrafen des StGB

(u.a. aus www.mkz.de/sterbehilfe/index.asp)

In Deutschland existiert kein eigener Paragraf zu Sterbehilfe. Daher werden die verschiedenen Fälle von Sterbehilfe durch die Paragrafen über Mord, Totschlag, Tod auf Verlangen und unterlassene Hilfeleistung beschrieben.

**§ 211 Mord**

**§ 212 Totschlag**

**§ 216 Tötung auf Verlangen**
1. Ist jemand durch das ausdrückliche und ernstliche Verlangen des Getöteten zur Tötung bestimmt worden, so ist auf Freiheitsstrafe von 6 Monaten bis zu 5 Jahren zu erkennen.
2. Der Versuch ist strafbar.

**§ 323 c Unterlassene Hilfeleistung**
1. Wer bei Unglücksfällen oder gemeiner Gefahr oder Not nicht Hilfe leistet, obwohl dies erforderlich und ihm den Umständen nach

zuzumuten, insbesondere ohne erhebliche eigene Gefahr und ohne Verletzung anderer wichtiger Pflichten möglich ist, wird mit Freiheitsstrafe bis zu einem Jahr oder mit Geldstrafe bestraft.

## Politische Grundlage

Art. 1 (1) GG:
»Die Würde des Menschen ist unantastbar, Sie zu achten und zu schützen ist Verpflichtung aller staatlichen Gewalt.«

ebenso

der Antragsentwurf vom 31.3.2004 des Vorsitzenden des Humanistischen Verbandes Deutschland (HVD) – Autonomie am Lebensende:
»Dem Wunsch des Menschen, in Würde zu sterben, muss alle staatliche Gewalt entsprechen. Gesetzliche Bestimmungen, die diesem Grundsatz widersprechen oder ihn einschränken, sind zu ändern.«

## Politische Forderungen

(Umwandlung bestehender Grauzonen in die Rechtslage):

- Es muss jedem Menschen zugesichert werden, dass er das Recht auf Tod hat.
- Patientenverfügungen sollen im Gesetz verankert werden. Die Ärzte dürfen keine künstliche Verlängerung des Sterbevorganges betreiben, wenn vom Patienten untersagt
- Abgabe von starken Schmerzmitteln zwecks Leidenslinderung (**palliative Sedierung**), mit denen billigend der Tod des Patienten in Kauf genommen, aber nicht bezweckt wird (indirekte aktive Sterbehilfe), muss für die betroffenen Ärzte straffrei bleiben.
- Ebenfalls straffrei muss es für Ärzte bleiben, wenn sie eine »**terminale Sedierung**« (Verabreichung von Medikamenten, um den Patienten bis zu seinem Tod in eine Bewusstlosigkeit oder ein Koma zu versetzen), wenn vom Patienten selbst wohlerwogen gewünscht.
- Der selbst eingeleitete Freitod eines unheilbar und schwer leidenden Sterbenden (Ultima Ratio) ist zu respektieren. Nicht nur die Beihilfe

dazu, sondern auch die Unterlassungen jedweder lebensrettenden Maßnahmen müssen als straffreie Tatbestände im Gesetzbuch verankert werden.

- In äußerst schwierigen Krankheitsfällen muss die vom Arzt assistierte aktive Sterbehilfe auf ausdrückliche schriftliche Erlösungsbitte des Patienten (Patientenverfügung) hin gesetzlich erlaubt und straffrei gestellt werden.
- Der Deutsche Juristentag forderte 2006, »den ärztlich assistierten Suizid« standesrechtlich zu tolerieren.

## Juristische Hinweise

(Auszüge aus der Verfassung des BGH und Rechtsmeinungen)

**1.**

**»Die Würde des Menschen ist unantastbar. Sie zu achten zu schützen ist Verpflichtung aller staatlicher Gewalt.**«
(Artikel 1 Abs. 1, Grundgesetz der Bundesrepublik Deutschland)

**2.**

**Im Kern geht der verfassungsrechtliche Würdebegriff davon aus, »dass der Mensch als geistig-sittliches Wesen darauf angelegt ist, in Freiheit und Selbstbewusstsein sich selbst zu bestimmen und auf die Umwelt einzuwirken**« (BGHZ 35,8).
**»Der Mensch darf keiner Behandlung ausgesetzt werden, die ihn zum bloßen Objekt degradiert**« (BverfGE 27, 6; 50, 175; 87, 228); und
**»In der Regel kommt es entscheidend darauf an, was der Betroffene empfindet.**«
(Seifert, Karl-Heinz/Hömig, Dieter: Grundgesetz für die BRD. 6. Auflage Baden-Baden 1999, S. 46)

**3.**

**»Menschenwürde schützt den Menschen auch davor, zum Objekt der Menschenwürdedefinition eines anderen zu werden** (S. 851)
**Das Recht zur Selbstbestimmung über den eigenen Körper gehört in den Kernbereich der durch Art. 1 und 2 GG insgesamt geschützten menschlichen Würde und Freiheit** (S. 851)

**Da dem Gesetzgeber aber beim Schutz des Lebens ein weiter Beurteilungsspielraum zukommt, wäre er nicht gehindert, die Strafbarkeit konsentierter aktiver Sterbehilfe für solche – strikt eingegrenzten – Fälle aufzuheben, in denen zum Beispiel ein Todkranker sie ohne äußeren Druck und bei vollem Bewusstsein verlangt**. (S. 855).
(Hufen, Friedhlem: In dubio pro dignitate. Selbstbestimmung und Grundrechtsschutz am Ende des Lebens. Neue Juristische Wochenschrift, 19. März 2001, S. 849-857)

4.
**»Primär ist es vielmehr der Einzelne, der über seine Würde bestimmt. Selbstbestimmung ist der Kern der Menschenwürde.«**
(Hufen, a.a.O., S. 851)

5.
**»Das Gewissen des Arztes steht nicht über der verfassungsmäßigen Ordnung**«. (Hufen, a.a.O., S. 853)

6.
**»Eindeutig eine Form der einwilligungsbedürftigen Behandlung ist dagegen jede Form der künstlichen Ernährung durch eine Magensonde, ob enteral (d.H. durch die Speiseröhre) oder parenteral (also mit einer PEG-Sonde durch die Bauchdecke)«.**
(Hufen, a.a.O., S. 853)

7.
**»Nicht entscheidend ist, ob der Sterbeprozess bereits irreversibel ist.**«
(Hufen, a.a.O., S. 854)

8.
**»Mit dem Rechtsgut Leben lässt sich also kein Übergehen des Grundrechts der Selbstbestimmung oder gar der Menschenwürde rechtfertigen.**«
(Hufen, a.a.O., S. 855)

9.
**»Bei einem unheilbar erkrankten, nicht mehr entscheidungsfähigen Patienten kann der Abbruch einer ärztlichen Behandlung oder Maßnahme ausnahmsweise auch dann zulässig sein, wenn die Voraussetzungen der von der Bundesärztekammer verabschiedeten Richtlinien für die Sterbehilfe nicht vorliegen, weil der Sterbevorgang noch nicht eingesetzt hat. Entscheidend ist der mutmaßliche Wille des Kranken«.** (aus dem Urteil des Bundesgerichtshofs vom 13. September 1994 – Aktenzeichen: 1 StR 357/94)

10.
**»Kann der todkranke Patient nicht mehr selbst entscheiden und wird für ihn auch kein Pfleger bestellt, so ist sein mutmaßlicher Wille und nicht das Ermessen der behandelnden Ärzte rechtlicher Maßstab dafür, welche lebensverlängernden Eingriffe zulässig sind und wie lange sie fortgesetzt werden dürfen. Die Ausschöpfung intensivmedizinischer Technologie ist, wenn sie dem wirklichen oder anzunehmenden Patientenwillen widerspricht, rechtswidrig«.**
(aus dem Urteil des Bundesgerichtshofes vom 08. Mai 1991 (Aktenzeichen: 3 StR 467/90)

11.
**»Hinsichtlich lebensverlängernder Maßnahmen bindet der vom urteilsfähigen Patienten ausgesprochene Verzicht den Arzt auch dann, wenn der Patient im voraussehbaren Verlauf seiner Krankheit das Bewusstsein verliert und keine wesentliche Veränderung der seiner Erklärung zugrunde liegenden tatsächlichen Umstände erkennbar ist ..., weil die Entscheidung gerade auch für dieses Stadium getroffen wurde, wie auch umgekehrt die Einwilligung zum Heileingriff nicht ihre rechfertigende Wirkung mit Eintritt der Bewusstlosigkeit verliert.«** (aus dem Beschluss des Oberlandesgerichts München vom 31.Juli 1987 – Aktenzeichen: 1 Ws 23/87)

12.
**»Die Ermöglichung eines Todes in Würde und Schmerzfreiheit gemäß dem erklärten oder mutmaßlichen Patientenwillen ist ein höherwertiges Rechtsgut als die Aussicht, unter schwersten,**

**insbesondere sog. Vernichtungsschmerzen noch kurze Zeit länger leben zu müssen.«**
(Auffassung des 3. Strafsenats des Bundesgerichtshofs in seinem Urteil vom 15.11.1996, BGH St 42, 301)

13.
**»Im deutschen Recht steht das Selbstbestimmungsrecht des Menschen über seinen Körper, das es ihm erlaubt, einem natürlichen Geschehensablauf bis ggfs. zum Tod seinen Lauf zu lassen, über einer Schutzpflicht anderer für sein Leben. Folglich ist die auf Abwehr des Eingreifens anderer gerichtete Autonomie und nicht das Leben das höchste von der Verfassung geschützte Gut.«**
(Taupitz, Jochen: Empfehlen sich zivilrechtliche Regelungen zur Absicherung der Patientenautonomie am Ende des Lebens? NJW 2000, H. 25, Beilage, S. 7)

14.
**»Das dieser Selbstbestimmung immanente Recht auf einen menschenwürdigen Tod ist in diesem Sinne grundrechtlich gewährleistet, da es keinen legitimen Grund gibt, der es rechtfertigen könnte, den Einzelnen gegen seinen Willen durch medizinische Maßnahmen am Leben zu halten; der ernsthafte, ggf. auch antizipiert erklärte Patientenwille ist unbedingt zu respektieren«.**
(Knopp, Lothar: Aktive Sterbehilfe – Europäische Entwicklungen und Selbstbestimmungsrecht des Patienten aus verfassungsrechtlicher Sicht. MedR 2003, H. 7, S. 384)

15.
**»Dieses Recht auf Selbstbestimmung enthält auch das Recht zur Selbstgefährdung bis hin zur Selbstaufgabe und damit letztendlich auch das Recht, über das eigene Leben zu verfügen.«**
(Knopp, a.a.O., S. 384)

16.
**»Wenn der Betreffende den Entschluss, sich zu töten, bei völlig klarem Bewusstsein gefasst hat, gibt es nicht nur keine staatliche**

**Schutzpflicht, sondern auch keine Berechtigung, ihn daran zu hindern.«**
(Knopp, a.a.O., S. 385)

**17.**
**»Soweit medizinische Zwangsmaßnahmen durchgeführt werden, sind diese – außer zur Überbrückung vorübergehender Notsituationen – nur mit dem Willen des Patienten oder Kraft seines mutmaßlichen Willens, artikuliert durch einen an diesen Willen gebundenen Betreuer, einsetzbar.«**
(Knopp, a.a.O., S. 385/386)

**18.**
**»Die Fortsetzung der Behandlung, ja jeder medizinische Eingriff zur Lebensverlängerung, mag er auch aus medizinischer Sicht objektiv geboten sein, bedarf daher einer verfassungsrechtlichen Legitimation. Deshalb kann passive Sterbehilfe im Einzelfall nicht nur erlaubt, sondern aufgrund des ausdrücklich erklärten oder mutmaßlichen Willens des Patienten auch geboten sein, wobei es nicht darauf ankommt, dass der Patient sich bereits in der Endphase seines Leidens oder der eigentlichen Sterbephase befindet, denn der Patient mit infauster Prognose, der z.B. eine lebenserhaltende Krebsbehandlung nicht wünscht, kann sich ebenfalls auf sein Grundrecht auf Selbstbestimmung berufen«.**
(Knopp, a.a. O., S. 386)

## Die Trias: Würde, Achtung, Autonomie am Lebensende

(Die Forderung nach Humanität – vom DGHS gefordert aus 2/2007)

Einer der wichtigsten Sätze über den Tod stammt wohl von Andrè Maurois: »Im Grunde ist der Tod einer der stärksten Zugriffe, die man zum Sinn des Lebens hat. Über den Tod zu sprechen ist eine der vernünftigsten Arten, über den Sinn des Lebens zu sprechen.« Für Immanuel Kant existiert die Würde des Menschen stets in einer Symbiose mit seiner Autonomie. Mit dem berühmten Satz von Descartes »cogito, ergo sum«

(Ich denke, also bin ich) stellt er das »Ich« mündiger Personen heraus. Darin bettet sich seine Würde ein – die generische als Zugehöriger der Gattung homo sapiens und die individuelle als die persönlich empfundene, die aber niemals ein genereller Maßstab für die Allgemeinheit sein könne. Umgekehrt dürfe die Allgemeinheit niemals die Würde eines Individuums definieren, geschweige denn darüber verfügen. Daher sei es rechtens, dass unser Rechtsstaat im Grundgesetz die Menschenwürde zu schützen sich verpflichtet hat. Doch kommt der Staat der Verpflichtung bei? Wie wird in folgendem Beispiel verfahren? Schützt er die individuell empfundene Würde eines irreversibel schwer Kranken, dessen Schmerzen die Palliativmedizin im Wachzustand nicht stillen vermag, der hoffnungslos seinen Qualen ausgeliefert ist, sich seiner Lebensqualität völlig beraubt fühlt, nicht mehr leben möchte und einen Erlösungsschrei an Gesellschaft und Staat richtet: »Helft mir, damit ich den erlösenden Tod mit Anstand, Selbstachtung und Würde umarmen kann«? Nein, ihm wird nicht geholfen! Im Gegenzug dazu lauert unseren Soldaten, die wir in Kriegsgebiete versenden, ständig der Tod, und Schwangerschaftsabbrüche sind erlaubt. Seitens der Ärzte wird noch immer oftmals gegen den Willen der Patientenverfügungen gehandelt, obwohl der BGH am 17.3.2003 (AZ:XII ZB 2/03) klargestellt hat, dass Ärzte eventuelle lebenserhaltende und -verlängernde Maßnahmen zu unterlassen haben, wenn dies in den Verfügungen der betroffenen Patienten festgehalten ist. Anstand und Toleranz sollten uns allerdings gebieten, dass wir uns in einer pluralistischen Gesellschaft auch der Gesinnung und Rechte derer beugen, die nicht an das Christus-Dogma glauben. Das Recht auf seinen eigenen Tod sei ein Grundrecht des Menschen.

## Was sagt die Bibel zu Sterbehilfe?

Gott hat unserem Leben einen Anfang gesetzt und er behält sich auch das Ende vor. Dennoch bestehen manche Menschen darauf, den Zeitpunkt des Todes selbst zu bestimmen und dieser Zeitpunkt sei gekommen, wenn ihnen das Leben nicht mehr lebenswert erscheint. Doch wer setzt die Maßstäbe dafür? Als Gott uns gebot – »Du sollst nicht töten« – meinte er damit sicherlich gleichermaßen auch den Freitod. Dennoch ist Gott ein liebender Gott, der seine Kinder nicht gern leiden sieht. Im Zuge des Fortschritts ist dies auch nicht mehr notwendig. Palliativmedizin legt Wert auf die Verbesserung der Lebensqualität von unheilbar kranken Menschen unter Anwendung der Schmerztherapie, aber auch die Konzentration auf die seelischen Leiden, sodass selbst schwerstkranke Menschen häufig nicht vorzeitig sterben möchten und sie z.B. in Hospizen gut betreut werden.

## Vorstellungen einiger Religionen

In Christentum, Islam und auch im Judentum sind die Vorstellungen, alles Leiden im Sinne einer göttlichen Erziehung zu verstehen und somit das Leiden auch zu ertragen. Aus diesem Denken erwächst auch der Widerstand gegen Sterbehilfe, die mit »Selbstmord« und somit als Todsünde in Verbindung gebracht wird. Sie löst selbst bei Menschen, die sich längst von der Kirche gelöst haben, Ängste aus.
Von Hospizbetreibern und Amtskirchen hört man das Argument des christlichen Menschenbildes. Leiden sei ein Reifungsprozess oder eine Prüfung Gottes, denn Christus habe für uns alle am Kreuz gelitten und uns ein Exempel statuiert.

## Stellungnahme einer reformierten Kirche

»Menschliches Leben und Sterben liegen letztendlich nicht in der Verfügungsgewalt des Menschen.«
(Ein verfasster Bericht des Kirchenrates zu Händen an die Synode)

## Kann sich unsere Gesellschaft die Kosten leisten?

Wenn man die humane Umgangsweise mit Sterbenden ausschließlich aus der finanziellen Sicht heraus zu beurteilen hätte, kann sich unsere Gesellschaft die mtl. anfallenden Kosten - die überwiegend von unseren Krankenkassen/Pflegekassen und nur zu einem geringen Selbstbeteiligungsanteil gedeckt werden - pro Patient von immerhin mtl. ca. 18.000 Euro bis 24.000 Euro für Palliativversorgung inklusive Schmerztherapie und der häufig anfallenden »rund-um-die-Uhr-

Betreuung« nicht erlauben, erst recht nicht im Kostenverhältnis gesehen zu den anderen erwähnten Behandlungsmöglichkeiten bzw. Vorgehensweisen.
Da wir alle jedoch nicht das 3. Reich wiederholen möchten, kann davon ausgegangen werden, dass auch andere Wertmaßstäbe wie Ethik, Moral, Verantwortung, Anstand, Dankbarkeit etc. zu Grunde gelegt werden – auch seitens der Kostenträger!

## Es gilt zu bedenken

Ein durchaus vertretbares Überzeugungshandeln kann auf den neun bekannten und wissenschaftlich anerkannten Bewusstseinsebenen beruhen, die eindeutig aussagen, dass niemand von uns zu beurteilen vermag, was selbst bei Ausschalten des Bewusstseins im »Innenleben« eines Menschen vor sich geht. Gefühle und Regungen und nicht mitteilbare Gedanken sind nicht messbar und auch ich vertrete die Meinung, dass Gott das Leben gegeben und von daher auch entscheiden sollte, wann er die »eingehauchte« Seele wieder zu sich nehmen möchte. Selbstverständlich besteht unsere Aufgabe als Menschen darin, alle errungenen Fortschritte zur Erhaltung des Lebens auch zu nutzen. Dazu gehören aber nicht »sterbensverlängernde Maßnahmen«. Wenn die Zeit »reif« ist, dass jemand »gehen soll«, so werden alle menschlich eingesetzten Möglichkeiten auch nicht mehr greifen. Das Einsetzen der Palliativmedizin und Schmerztherapie – also das Ummanteln von Leiden, um sie in einem erträglichen Maße zu halten, ist sicherlich eine ausgereifte Möglichkeit, fast alle anstehenden Kontroversen, Konflikte und Bedürfnisse unter einen Hut gebracht zu haben. In diesem Zustand kann sich der Betreffende noch im inneren Reifungsprozess »mit sich selbst beschäftigen«. Dies ist ein Zwieprozess zwischen ihm und seinem Schöpfer – weltweit betrachtet, zumindest eine Chance für ihn, wozu ich mit meinem Handeln beitragen darf. Des Weiteren gilt zu berücksichtigen, dass der Mensch mit einer **natürlichen Hemmschwelle** ausgestattet wurde, die ihn vor dem Töten – aus welchem Grunde auch immer – abhält. Ist diese Hemmschwelle einmal wegen bewusster Zuwiderhandlung gebrochen, baut sie sich nur schwierig wieder auf und der Bann wäre gebrochen. Die Gefahr der leichtfertigen Wiederholung würde sich immer rasanter abspielen und irgendwann den Denk- und

Gewissensprozess abschalten. Der »Massentötung« wären schnell »Tür« und »Tor« geöffnet. Diesem Entwicklungsprozess möchte sich so mancher Praxistätiger nicht aussetzen, da auch er seinem Schöpfer gegenüber am Ende seines Lebens Rechenschaft für sein Handeln abgeben muss. Auch möchte er während seiner Berufsausübung schon jeden Morgen gradlinig vor seinem »Spiegelbild« bestehen können.

## Tod von Kindern

»Und alle Menschen sind verschieden, schon bevor sie das Licht der Welt erblicken«.

- ✓ Sie wurden unter verschiedenen Umständen gezeugt,
- ✓ machten im Mutterleib unterschiedliche Erfahrungen durch,
- ✓ wurden geliebt oder abgelehnt,
- ✓ mit Abtreibung oder anderen Traumata bedroht,
- ✓ wurden in Gebete eingeschlossen,
- ✓ waren von Liebe umgeben,
- ✓ spürten Zuwendung
- ✓ oder wurden verflucht, bevor sie noch geboren waren;

und dann sind sie hier, um diese Welt mit uns zu teilen.

- Alle menschlichen Wesen haben verschiedene Lebensläufe,
- verschiedene Erfahrungen,
- sie begegnen unzähligen Menschen, mit denen sie lernen müssen, auszukommen;
- jede Begegnung in ihrem Leben ist der Keim ihres Morgens.

Hat je ein Mensch an die Billionen von Möglichkeiten gedacht, die das Leben jedem einzelnen von uns bietet?

Und so ist es auch mit dem Tod –

- ➢ dem Höhepunkt des Lebens,
- ➢ der Reifeprüfung,
- ➢ dem Abschied vor einer neuen Begrüßung,
- ➢ dem Ende vor einem neuen Anfang.

Der Tod ist der große Übergang.

**Warum sterben auch Kinder**?

Weil sie zwar an Jahren jung – doch schon eine alte Seele haben, deren Aufstieg zur Einswerdung mit Gott sich der Vollendung nähert. Deren

Aufgabe wird durch die sich nun anschließende bekannte Geschichte etwas erkennbarer:
»Es war einmal ein kleiner Engel, der im Lichte Gottes wohnte. Er war weise geworden durch die vielen Leben, die er auf der Erde verbracht hatte und durch die Nähe zu Gott und seinen Engeln. Er wollte noch einmal eine Reise auf die Erde machen. Seine fürsorglichen Gefühle galten zwei schönen Seelen, die wieder auf die Welt gekommen waren, um noch mehr Barmherzigkeit, Vergebung und Verständnis zu lernen. Der Engel spürte, dass er auf sie einwirken konnte, wenn er noch einmal für einen kurzen Aufenthalt bei ihnen wäre. Ein befreundeter Engel fragte ihn, ob er denn sicher sei, dass er den Schmerz des Durchgangs noch einmal erleben wolle, um beiden zu helfen, zumal er der Vereinigung mit Gott so nahe sei, so dass er nicht wirklich gehen müsse. Doch der Engel war sich seines Wunsches sicher. Der Engel wusste, dass, wenn eine Person, die in Gott eingeht, einen Frieden jenseits aller Vernunft erlebt. Und das war der Zweck seiner kurzen Reise auf die Erde. Der Engel wusste auch aus vergangenen Zeitaltern, dass Anklagen und Streit das innere Wachstum verhindern und Beziehungen verderben und dass der Hass nur Negatives hervorbringt. Er wusste ebenso, dass manche Situationen die Gelegenheit geben, Barmherzigkeit zu üben, wenn die Menschen sich mit liebendem Herzen einander zuwenden. Er wusste, dass nichts wirklicher ist als die Liebe.«

Es gibt drei Arten von Frieden:
Der **erste Frieden** – welcher der wichtigste ist – ist derjenige, der in die Seele der Menschen kommt, wenn sie ihre Beziehung, ihr Einssein mit dem Universum und allen seine Kräften erkennen und wenn sie innewerden, dass im Mittelpunkt des Universums Gott wohnt und dass dieser Mittelpunkt überall ist; er ist in jedem von uns. Dies ist der wahre Frieden und die anderen Arten sind nur seine Spiegelungen.

Der **zweite Frieden** ist derjenige, der zwischen zwei Individuen geschlossen wird.

Der **dritte Frieden** ist derjenige, den zwei Nationen miteinander schließen.
Aber vor allem gilt es zu verstehen, dass es erst dann Frieden zwischen den Völkern geben kann, wenn der wahre Frieden erkannt wird, der in

der Seele des Menschen wohnt. Es gibt nur einen Weg, um diesen oben erwähnten Frieden zu finden – nämlich den der aufrichtigen, ständigen Beobachtung unseres eigenen Verhaltens. Dazu gehören auch Fragestellungen wie: »Warum reagiere ich eigentlich?« Jede Verstimmung – ob bewusst oder unbewusst – dient nur dem Zweck der eigenen Bestrafung. Bestehende Missverhältnisse aus der Außenwelt nähren in Wirklichkeit unseren Zorn, die Unzufriedenheit etc. und geben uns die Erlaubnis, unglücklich zu sein. Alle negativen Gedanken bringen noch mehr Negativität hervor, doch alle erwiesene Liebe wird tausendfach vergolten! Wir alle haben die Möglichkeit, uns selbst einzusuggerieren, dass es Träume mit angenehmen Gefühlen der Sicherheit und des Wohlbefindens gibt.

Hierzu ein Traum-Thema-Beispiel:
»Wer will einem verbieten, dass man im Traum ein Adler ist und leicht von einem sicheren und glücklichen Ort zu anderen fliegen kann. Jedes Mal, wenn der Adler aufgescheucht wird, kann er sofort an einen anderen Ort fliegen, der noch angenehmer und noch friedlicher ist.« Nun sei ein weiteres Erlebnis berichtet zur Unterstreichung der Sinnhaftigkeit eines Todes von Kindern – für Hinterbliebene: Ein Ehepaar hatte fünfzehn Jahre auf ein eigenes Kind warten müssen, um es dann nach 4 Tagen in die jenseitige Welt wieder abgeben zu müssen.

Nach Bewältigung der Trauerphasen haben sie mittlerweile drei Waisenkinder adoptiert (also den Kinderwunsch keineswegs fallen gelassen). Wer weiß, vielleicht sucht Gott Eltern aus, die sich wirklich Kinder wünschen und diesen gibt er dann die ungeliebten und unerwünschten Kinder! Wir alle sind im Leben Prüfungen und Stürmen ausgesetzt, doch mit der Hilfe eines Freundes sind wir meistens in der Lage, reicher an Verständnis und weiser bezüglich der Härten des Lebens daraus hervorzugehen, auch wenn es noch so lange dauert. Ein Beispiel zum Nachruf eines verstorbenen Jugendlichen: »Sie schenkte allen immerzu irgendwelche kleinen Liebesgaben, damit sie lächelten, sich wohl fühlten und um ihnen zu zeigen, dass sie ihr alle am Herzen lagen. Sie hatte gelernt, ihre Niederlagen und Frustrationen hinzunehmen und sich durch sie nicht einschüchtern oder behindern zu lassen«. Sie wurde in die Familie geboren, um ihr Werk auf Erden zu vollbringen. Jetzt ist ihre Seele frei und die Liebe, die sie mit ihr verbindet, ist dem

Wandel von Zeit und Raum nicht unterworfen. Die Zeit ist ein Wegbereiter, weil sie uns erlaubt, uns in unserem eigenen Tempo aus unserem Schock und unserer Betäubung zu lösen; aus dem Zorn über unser Schicksal – eine natürliche, menschliche Reaktion. Wir brauchen Zeit, um mit Gott zu verhandeln und um letztendlich auf die vielen Verluste zu reagieren, die wir die »kleinen Tode« nennen, die unserem endgültigen Abschied vorausgehen. Wenn alle diese Verluste gleich dann betrauert werden, wenn sie sich zutragen, dann wird die letzte Trauerarbeit minimal sein. Ich sage das auch in der Hoffnung, dass ihr euch in einer solchen Zeit der Krise niemals Psychopharmaka verabreichen lasst, die euch um die Chance betrügen, alle eure Gefühle zu erleben, euren ganzen Schmerz herauszuschreien, alle Tränen zu vergießen, damit ihr wieder leben könnt, nicht nur um euer selbst willen, sondern auch um all derer willen, deren Leben ihr berühren könnt! Ich halte es für eine sinnvolle Anregung, zu diesem Zweck in Krankenhäusern, Altenheimen, Hospizen (schon vorhanden!!!) und im eigenen Umfeld Klageräume einzurichten, wo die Menschen ihr Leid heraus schreien können – wenn möglich – mit einem Menschen, der aus der Schule des Lebens kommt und dessen Mitgefühl das Vergießen von Tränen und das Ausdrücken von Leid und Schmerz erleichtert, damit der Betreffende wieder beginnen kann zu leben. Aus jeder Tragödie kann ein Segen kommen oder Fluch; Erbarmen oder Bitterkeit. Ihr habt die Wahl! Auf dem Weg dorthin wird es oft Schwankungen geben. Dann packt euch das Leben - einen Menschen - den ihr als Stütze braucht! Ich wünsche auch euch, dass ihr die richtigen Leute zur richtigen Zeit treffen möget! Versucht erst gar nicht, gegen den Schmerz anzukämpfen, sondern lasst euch ruhig von ihm wie eine riesige Flutwelle überrollen und fort schwemmen, bis er seine Wut verausgabt hat und ihr dann zwar keuchend, aber lebend an die Ufer der Vernunft fallt. Die Wellen werden euch dann in größeren Abständen heimsuchen und irgendwann wird euch das Leben wieder lebenswert erscheinen. Euch wird wieder bewusst werden, warum ihr dankbar gestimmt sein könnt, z.B.:

- für das Leben,
- für gute Freunde,
- für die sich bessernde Gesundheit,
- für Leute, die euch mögen – denen dieselben Dinge im Leben wichtig sind wie für euch,
- für aufrichtige und ehrliche Mitmenschen,

- für echtes Interesse und Mitgefühl,
- für schweigende Unterstützung,
- für Kinder, die von dem verheerenden Einfluss der Gesellschaft noch keinen Schaden erlitten haben,
- für Haustiere,
- für frische Blumen,
- für sanfte Brisen,
- für Harmonie,
- für Frieden,
- für Zufriedenheit,
- für Ausgeglichenheit,
- für Zuversicht,
- für Vertrauen,
- für wertvolle Ziele,
- für eine sinnvolle Lebensführung,
- für klare feste Schritte,
- für Festigkeit etc.

Wenn ihr euch wieder für das Leben entschieden habt – in vollen Zügen –, wisst ihr auch wieder:

- woran ihr Freude habt,
- was ihr schaffen könnt,
- was ihr in eurer Umgebung findet,
- was für euch bereichernd und lohnend ist oder sein kann.

Und nun noch einmal zum Thema »Einrichtungen«, denn dazu gibt es noch etwas vorzuschlagen: Wir brauchen zärtliche Berührung, bis wir sterben. Wir müssen Programme entwickeln, in denen Pflege-Heim-Patienten mit kleinen Kindern arbeitender Eltern untergebracht werden können und die Gelegenheit haben, ihre Zeit, ihr Lachen und ihre Tränen miteinander zu teilen. Alte Menschen würden weniger leicht der Senilität anheimfallen, wenn sie ein bedürftiges Kind wiegen könnten oder ein Heimweh krankes Kind verwöhnen dürften, ihm Märchen erzählen oder mit ihm träumen könnten. Kinderhände würden die Runzeln eines alten Gesichts betasten und sie interessant und liebenswert finden. Die Kinder würden bedingungslose Liebe erfahren - diesen Grundstein fürs Leben! Die Einrichtung einer solchen gegenseitigen Hilfe würde die Kluft zwischen den Generationen überbrücken helfen und zugleich die Bürde besorgter, arbeitender Eltern erleichtern. Kinder, die berührt und geliebt, gewiegt und umarmt werden, haben eine gute Grundlage, sodass sie später im Leben diese physische Wohltat an andere weitergeben können. Abschließend zu diesem Kapitel sei noch einmal die Frage gestattet, was lebt nach dem Tode eines jeden Menschen – also auch eines Kindes – weiter? Die Antwort ist eigentlich ganz einfach: Die Gedankenwelt. So wie man z.B. die Liebe und den Wind nicht sehen kann, sondern lediglich die Auswirkung dessen, so kann man die Gedankenwelt auch nicht sehen. Lediglich wird uns ein Bruchteil zuteil - wenn der Betreffende sich äußert - so sein Gesagtes auch wirklich seinen wahren Gedanken entspricht, denn das wissen wir auch nicht. Verlieren wir die Hülle – also den stofflichen Körper während des Todes – so wird die wahre Gedankenwelt für jedermann sichtbar in dem sich anschließenden Ewigkeitsbereich, der aus Geist besteht und der materiellen Hülle nicht mehr bedarf, da er ausgereift ist – wozu auch immer. Hinter jedem Gedanken, hinter jedem Gefühl verbirgt sich der dazugehörige Geist und bekanntlich stirbt Geist nie.

## Gefühle, Gedanken, persönliche Realitäten

Die »persönliche« Erfahrung ist ein Produkt des Geistes, bewusster Gedanken und Gefühle und unbewusster Gedanken und Gefühle. Zusammen ergeben sie für jeden von uns seine bekannte Realität. Keiner von uns ist von daher einer Realität »ausgeliefert«, die außerhalb von unser selbst existiert oder die uns gar »aufgezwungen« würde. Wir sind mit den physischen Ereignissen, die unsere Lebenserfahrungen ausmachen, so eng verquickt, dass wir zwischen dem scheinbar bloß materiellen Geschehen und den Gedanken, Wünschen und Erwartungen, die es hervorbrachten, nicht unterscheiden können. Wenn die geheimsten Inhalte unseres Denkens und Fühlens negativer Art sind und wenn uns diese wie Gitterstäbe von einem erfüllteren Leben trennen, so blicken wir oft genug durch die Gitterstäbe, ohne sie wahrzunehmen. Solange sie unerkannt sind, stellen sie Hindernisse dar. Selbst Hindernisse haben ihre Berechtigung. Sind es unsere eigenen, dann liegt es bei uns, sie zu erkennen und die Umstände zu entlarven, die sie aufgebaut haben. Unser Verstand kann uns wichtige Anhaltspunkte für die Auffindung solcher Hindernisse geben. Doch sollten wir wissen: Unsere eigenen Gedanken sind uns nicht so annähernd vertraut, wie wir oft meinen. Sie können uns wie Wasser durch die Finger rinnen und lebenswichtige Nährstoffe abtransportieren, die über unsere Seelenlandschaft wegfließen. Und gar zu oft führen sie Schlamm und Schmutz mit sich, die unsere Erfahrungs- und Kreativitätskanäle verstopfen. Eine Überprüfung unserer bewussten Gedanken wird uns manchmal Aufschlüsse über unsere geistige Verfassung, unsere Absichten und Erwartungen geben. Häufig werden sie uns mit unseren Aufgaben und Problemen direkt konfrontieren. Unsere Gedanken - unter die Lupe genommen - zeigen uns, wohin wir gehen. Sie weisen eindeutig auf die Natur physischer Ereignisse hin. Alles Physische hat zuerst als Gedanke und Gefühl existiert. Wir sind nicht umsonst mit einem Bewusstsein ausgestattet. Wir brauchen uns nicht als Opfer unserer unbewussten Triebe vorzukommen, es sei denn, wir würden uns diesen bewusst unterwerfen. Unsere gegenwärtigen Gefühle und Erwartungen können jederzeit unserem Fortschritt im Wege stehen. Missfallen uns unsere Erfahrungen, so müssen wir die Natur unserer bewussten Gedanken und Erwartungen ändern. Wir müssen die Botschaften modifizieren, die wir unserem Körper, unseren Freunden und Partnern gedanklich übermitteln. Jeder Gedanke hat – so betrachtet – Folgen. Dieselbe Art eines Gedankens wird, zur Gewohnheit geworden, eine mehr oder minder permanente Wirkung hervorbringen. Gefallen uns die Wirkungen, dann überprüfen wir unsere Gedanken nur selten. Wenn wir hingegen in physische Schwierigkeiten geraten, dann beginnen wir uns zu fragen, wo der »Fehler« wohl liegt. Wir können unsere persönliche Umwelt verändern. Wir tun es bereits, ohne dass wir es wissen. Es geht darum, diese Kräfte bewusst zum Einsatz zu bringen, unsere Gedanken und Gefühle scharf unter die Lupe zu nehmen und nur solche zuzulassen, zu denen wir grundsätzlich »ja« sagen können. Die Methoden hierfür setzen Konzentration, Anstrengung, Präsenz voraus. Und es ist so – sie fordern und bereichern uns – indem sie unseren Bewusstseinsumfang auf sehr fruchtbare Weise erweitern und verändern.

## Gedanken zum Bedenken – Der Sinn des Lebens

Der Sinn und Zweck des Lebens ist, auf der Bühne des Lebens all seine Gedanken zum Ausdruck zu bringen, mit denen sie sich im Inneren ihres Seins beschäftigen. Und zu welchem Ausdruck Sie das auch führen mag, seien Sie gewiss, dass Sie sie in jedem Augenblick ändern können, wann immer Sie es wollen. Der Sinn des Lebens ist es, ein Teil von ihm zu sein; sein Schöpfer zu sein, es zu erleuchten. Es gibt keine andere Bestimmung als die, zu leben, und Ihnen selbst zu erlauben, genau das zu sein, was Sie zu sein wünschen, so wie sich das Leben in Ihnen von Augenblick zu Augenblick entfaltet. Und beim Erfüllen dieses Zweckes, wisse, dass Sie die unbegrenzte Freiheit haben zu werden und zu tun und zu sein, was auch immer Sie zu sein wünschen. Der Schöpfer hat keine Gesetze geschaffen – außer einem und dieses Gesetz heißt: Ihr Leben dem eigenen souveränen Willen gemäß auszudrücken, denn allein durch die Ausübung ihres Willens werden Sie das Bewusstsein allen Lebens – nämlich das, was Schöpfer ist – erweitern. Wenn der Schöpfer eine gesetzliche Wesenheit wäre, hätte er Ihnen damit die Ausdrucksfreiheit verweigert, die es dem Leben erst erlaubt, sich selbst zu entwickeln und zu verewigen. Er wäre dann zu einer begrenzten Quelle geworden und hätte ein Ende. Die Ewigkeit hat aber kein Ende! Der Schöpfer ist ohne Gesetz. Der Mensch ist der Schöpfer von Gesetzen. Der Schöpfer hat dem Menschen die Willensfreiheit gegeben, damit dieser ein souveräner Gesetzgeber in seinem eigenen Reich sein kann, damit er aus dem Gedanken heraus erschaffen kann – ganz egal, welcher Glaube, welche Wahrheit oder Einstellung auch für sein Reich angemessen sein mag – so wie es seinem sich entwickelnden Verständnis allen Lebens entspricht. Der Mensch hat sich dieser Freiheit bedient, um Gesetze zu erschaffen, die für das Leben in einer Gesellschaft für notwendig gehalten werden. Unglücklicherweise sind die meisten Gesetze rücksichtslos zu dem Zweck geschaffen worden, Menschen einzuschüchtern und zu versklaven, die Freiheit einzuschränken und nicht zu vergrößern. Der Mensch kann sich selbst nicht erlauben, in einem gesetzlosen Zustand zu leben, weil er aus schrecklicher Angst vor seinem eigenen Wesen denkt, dass es Gesetze geben müsse, um es im Zaum zu halten. Das ist deshalb so, weil der Mensch seine eigene Göttlichkeit und Unsterblichkeit nicht versteht. Der Schöpfer selbst ist unbegrenzt – die ungeteilte Gesamtheit von Istheit. In der Istheit werden alle Dinge allein an ihrer »Erfüllung« gemessen – eine emotionale Erfahrung, derer die Seele bedarf, um durch Weisheit Erfüllung zu finden. Der Mensch ist nicht böse in seiner Seele. Wenn er auch unter dem Zeichen des Bösen lebt, gibt es so etwas wie »das Böse« in einem umfassenden Verständnis nicht. Es gibt nur die Bühne, die den Menschen die Möglichkeit bietet, aus seinem Denken heraus alles zu erschaffen, wofür er sich entscheidet. Dies ist die einzige

Wirklichkeit, die es gibt. In dieser Wirklichkeit erlaubt der Schöpfer, dass durch Aberglaube, dogmatische Glaubenssätze und durch die sehr begrenzten, abgekapselten Einstellungen der Menschheit die Illusion des Bösen erschaffen wird. Und durch das ständige Beobachten, Beurteilen und Erwarten des Bösen existiert es in der Tat in der Wirklichkeit eines Menschen – aber nur in seiner Wirklichkeit; denn so, wie er denkt, ist sein Reich.

## Verfügungen

Todeseintritt – wichtige Erledigungen

**Benötigte Unterlagen:**

- Bestattungs-Vorsorgevertrag
- Personalausweis
- Totenschein
- Geburtsurkunde
- Heiratsurkunde/Scheidungsurteil
- Sterbeurkunde
- Grabkarte/Grab-Nr.
- Versichertenkarte
- Vers. Policen
- Post-/Bankvollmachten
- Mitglieds-/Beitragsbücher von Vereinen
- Mitteilung der letzten Rentenanpassung

**Erledigungen:**

Der Totenschein muss von einem Arzt ausgestellt sein

Die Sterbeurkunden müssen beim Standesamt besorgt werden. Dafür werden die Todesbescheinigung, die Geburts- bzw. Heiratsurkunde u. d. Personalausweis des Verstorbenen benötigt.

Beauftragen Sie ein Bestattungsunternehmen Ihres Vertrauens. Die Überführung in eine öffentliche Leichenhalle muss innerhalb von 36 Stunden erfolgen.

Die Krankenkassen informieren

Die Lebensvers. sollte schnell benachrichtigt werden (innerhalb von 48 Stunden)
Alle anderen Versicherungen ebenfalls schnell informieren, vor allem die Unfallvers.
Die Gewerkschaft bei Mitgliedschaft schnell informieren (eventuell zu zahlendes Sterbegeld).
Den Rentenversicherungsträger informieren. Der Verwitwete meldet dort seine Hinterbliebenenansprüche an: 3 Monate Altersrente des Verstorbenen im Voraus und Witwenrente.
Man sollte sich mit dem zuständigen Amtsgericht in Verbindung setzen (Kreisgericht), um ggfs. einen Erbschein zu beantragen.
Weiterhin sind zu informieren: Sparkasse/Bank
Arbeitgeber (mit Sterbeurkunde)
Finanzamt (Steuerklasse ändern)
Vereine u. Organisationen
Bei einer Wohnungsauflösung sollte der Vermieter informiert werden;
Weiterhin der Energie- und Wasserversorger,
die Telefongesellschaft;
die Gebühreneinzugszentrale f. Rundfunk/Fernsehen;
die Verlage (Abonnement kündigen);
die Sachversicherer (Verträge kündigen)

## Patientenverfügung

(Muster)

**(Fettgedrucktes sind wichtige Fragestellungen;**
**Schwach gedrucktes sind mögliche Antworten)**

**Für den Fall, dass ich (Vor- und Zuname, geboren am ... in ... Anschrift, Telefon) durch Krankheit, Unfall oder Behinderung unwiederbringlich oder vorübergehend zur Bildung und Äußerung meines Willens nicht mehr in der Lage bin, erkläre ich hiermit, dass ich folgende medizinische Versorgung wünsche:**

Grundsätzliches:

- Sollten Diagnosen und Prognosen von mindestens zwei Fachärzten – ungeachtet der Möglichkeit einer Fehldiagnose – ergeben, dass eine realistische Aussicht auf Erhaltung eines erträglichen Lebens besteht, erwarten die Vollmachtgeber ärztlichen und pflegerischen Beistand unter Ausschöpfung aller angemessenen Möglichkeiten.

Im Speziellen:
Dagegen wünsche ich, dass keine Reanimationsmaßnahmen oder lebensverlängernde Maßnahmen (z.B. Intensivtherapie, maschinelle Dauerbeatmung, Dialyse, Chemotherapie) vorgenommen respektive sofort abgebrochen werden sollen, wenn von mindestens zwei Fachärzten eindeutig festgestellt wurde:

- dass ich mich im **unmittelbaren Sterbeprozess** befinde, bei dem jede lebenserhaltende Maßnahme das Sterben oder Leiden ohne Aussicht auf Besserung verlängern würde.

Auch wünsche ich keine lebensverlängernden Maßnahmen, wenn medizinisch festgestellt wurde, dass es zu einem nicht behebbaren Ausfall lebenswichtiger Funktionen des Körpers kommt, der zum Tode führt oder

- dass keine medizinisch begründete Aussicht auf Wiedererlangung des Bewusstseins besteht oder
- dass aufgrund von Krankheit oder Unfall ein schwerer Dauerschaden des Gehirns zurückbleibt oder
- dass es zu einem nicht behandelbaren dauernden Ausfall lebenswichtiger Funktionen des Körpers kommt.

Sobald feststeht, dass ich künftig nicht mehr in der Lage sein werde, ein menschenwürdiges Dasein zu führen, sollen alle Therapien oder lebensverlängernden Maßnahmen eingestellt werden. **Dies gilt auch für die künstliche Nahrungszufuhr durch Infusion oder über eine Sonde**.

Sollte das Durstgefühl **im Sterbeprozess** sicher erloschen sein bzw. ein irreversibles Dauerkoma vorliegen, so darf auch auf künstliche

Flüssigkeitszufuhr verzichtet werden und **man soll dem natürlichen Sterben seinen Lauf lassen.**

Die ärztliche Begleitung und Behandlung sowie die Pflege sollen in den oben angeführten Fällen nur auf die Linderung von Schmerzen, Unruhe und Angst gerichtet sein, dies auch und gerade dann, wenn durch die notwendige Schmerzbehandlung eine Lebensverkürzung nicht auszuschließen ist und/oder das Bewusstsein ausgeschaltet wird.

Ich möchte in Würde und Frieden sterben können, nach Möglichkeit in Nähe und Kontakt mit den Bevollmächtigten in einer vertrauten Umgebung. Ich bitte um menschliche und seelische Begleitung. **Maßnahmen der aktiven Sterbehilfe lehne ich ab.**

**Möchten Sie auf jeden Fall von Ihrem Arzt und Ihren Angehörigen über die Diagnose einer lebensbedrohlichen Krankheit und die realistischerweise noch verbleibende Zeit aufgeklärt werden?**
Wenn ich in der Lage bin, etwas zu verstehen, möchte ich, dass mich die behandelnden Ärzte genau und vollständig über meinen gesundheitlichen Zustand aufklären.

**In welchen Fällen entbinden Sie Ärzte von ihrer Schweigepflicht?**
Sollte ich mich selbst nicht mehr äußern können, entbinde ich die behandelnden Ärzte von ihrer Schweigepflicht gegenüber meinem Bevollmächtigten, (meinem Lebenspartner, meinen Kindern sowie Eltern).

**Welche Nebenwirkungen oder Spätfolgen einer Behandlung würden Sie akzeptieren, welche nicht?**
Ich möchte den Einsatz aller Möglichkeiten der Intensivmedizin, auch wenn mit großer Wahrscheinlichkeit dadurch eine dauerhafte Schädigung des Gehirns sowie eine völlige Hilflosigkeit und Unfähigkeit zur Kommunikation mögliche Folgen sind.

**Wann würden Sie einer Behandlung mit einem Medikament zustimmen, das erst in der Testphase ist und noch nicht zugelassen wurde?**

Ich möchte mit den modernsten Mitteln der Medizin behandelt werden; dazu gehört für mich auch der Einsatz von noch nicht zugelassenen Medikamenten, deren Nebenwirkungen und Wirkungsweisen noch nicht vollständig bekannt sind.

**In welchen Fällen würden Sie einer Organspende zustimmen?**
Ich bestimme dem Erhalt eines fremden Organs zu (z.B. Niere), wenn damit gute Chancen bestehen, meinen Zustand entscheidend zu verbessern oder eine aufwendige Behandlung wie z.B. Dialyse verhindert oder beendet werden kann.

**Wann würden sie einer Behandlung zustimmen, die unter Umständen Ihren Tod zur Folge haben könnte?**
Solange die Aussichten auf eine Besserung meines Zustandes noch hinreichend wahrscheinlich sind, stimme ich einem operativen Eingriff oder einer Medikamentengabe zu, auch wenn die Behandlung u.U. den Tod zur Folge haben kann.

**Würden Sie dem Einsatz hochdosierter Schmerzmittel zustimmen, auch wenn das evtl. zu Bewusstseinstrübungen oder zu einem früheren Tod führt?**
Ich möchte mit Medikamenten, vor allem mit Schmerzmitteln behandelt werden, wenn sie meine körperlichen Leiden wirksam bekämpfen können. Dafür nehme ich Bewusstseinstrübungen oder sogar einen früheren Tod in Kauf.

**Gibt es eine Situation, in denen Sie sich vorstellen könnten, dass auf weitere lebenserhaltende Maßnahmen wie z.B. künstliche Beatmung oder Ernährung mit einer Magensonde verzichtet wird? Welche sind das konkret?**
Ich möchte nicht, dass mein Leiden durch das Ausschöpfen intensivmedizinischer Möglichkeiten verlängert wird. Daher bestimme ich:

Wenn feststeht, dass ich in einem Zustand unumkehrbarer Bewusstlosigkeit oder in der Endphase einer tödlich verlaufenden Erkrankung bin und sicher keine Aussicht auf Heilung mehr besteht und ich nie wieder ein selbstbestimmtes Leben führen kann, möchte ich, dass jegliche lebensverlängernde Maßnahme (z.B. künstliche Ernährung oder Antibiotika bei fieberhaften Begleitinfektionen) abgebrochen wird. Ich weiß, dass ich dann nach einiger Zeit verhungern oder verdursten werde. Solche oder ähnliche Leidenszustände nehme ich aber in Kauf, wenn sich dadurch mein Leiden und das Sterben nicht unnötig verlängern. Ich bitte jedoch um ausreichende Behandlung, um im Sterbeprozess mir Angst, Schmerzen, Atemnot, Hunger- und Durstgefühl sowie Übelkeit zu nehmen.

**Welche Dinge würden Sie kurz vor Ihrem Tod gerne geregelt wissen?**
Falls irgend möglich, möchte ich mich persönlich von meinen Angehörigen und Freunden verabschieden. Deshalb bitte ich um Benachrichtigung von Herrn/Frau/ (Vor- und Zuname, Anschrift, Telefon), wenn absehbar ist, dass es mit meinem Leben zu Ende geht.
Nach meinem Tod möchte ich folgende Organe für eine Transplantation zur Verfügung stellen: (Denken Sie daran, dass Sie sich einen Organspendeausweis besorgen, z.B. in der Apotheke und diesen immer bei sich haben)

**Wie möchten Sie ihre letzten Tage/Stunden gerne verbringen?**
Meine letzten Stunden möchte ich, wenn irgend möglich, zu Hause mit meiner Familie verbringen. Ich möchte das auch, wenn dadurch möglicherweise mein Tod schneller eintritt, weil eine Behandlung frühzeitig abgebrochen werden muss.

**Wen möchten Sie in Ihren letzten Tagen/Stunden gerne bei sich haben?**
Da ich ein gläubiger Mensch bin, möchte ich, dass ein Geistlicher der .... Kirche (hier kann auch der Name eingesetzt werden) mein Sterben begleitet.

**Welche Wünsche haben Sie hinsichtlich Ihrer Beerdigung?**
Alles was meinen Sterbeablauf anbelangt, habe ich mit dem Beerdigungsinstitut (Name) bereits geregelt. Auch wer die Trauerfeier hält – wie sie durchgeführt werden soll – ist geregelt. Hierzu soll man sich mit dem ........ in Verbindung setzen. Ich möchte auf dem Friedhof

(Name/Ort) begraben werden. (Weitere Alternativen: Ich möchte eine Seebestattung. Ich möchte eine Urnenbeisetzung).

**Wichtig:**
Ich wünsche, dass die oben getroffenen Regelungen der Patientenverfügung für den behandelnden Arzt oder Verantwortlichen als bindend und meinem Willen entsprechend angenommen werden. Die Adressaten dieser Patientenverfügung sollen an meine Erklärungen gebunden sein. In der akuten Situation möchte ich, dass keine Änderung meines in dieser Verfügung bekundeten Willens unterstellt wird. Für den Fall einer Willensänderung werde ich dafür Sorge tragen, dass mein geänderter Wille erkennbar zum Ausdruck kommt.

Hiermit erkläre ich, dass ich beim Abfassen der Vorsorgevollmacht im Vollbesitz meiner geistigen Kräfte bin und mir bewusst ist, welche Auswirkungen die Tragweite meines niedergelegten Willens hat. (Nicht zutreffendes bitte streichen) - (Alle 2 Jahre neu unterschreiben, selber oder Ihre Willensvertreter)

Ort, Datum, Unterschrift

## Musterformular

## Meine ganz persönliche Entscheidung

Wenn ich nicht mehr in der Lage sein sollte, eigene Entscheidungen zu treffen und meinen Willen nicht mehr äußern kann, bestimme ich hiermit folgende Maßnahmen:
Sollte ich von einer ernsthaften gesundheitlichen Störung betroffen sein, beanspruche ich alle sinnvollen ärztlichen und pflegerischen Maßnahmen, die nach bestem Wissen und Gewissen zur Besserung meines Zustandes und zur Linderung belastender Symptome durchgeführt werden.
Dagegen verlange ich, dass lebensverlängernde Maßnahmen unterlassen oder nicht weitergeführt werden, wenn:

- diese nur den Todeseintritt verzögern und die Krankheit in ihrem Verlauf nicht mehr aufgehalten werden kann,

- das Gehirn durch Unfall oder Krankheit so schwer und dauerhaft geschädigt ist, dass man mit höchster Wahrscheinlichkeit keine Aussicht auf Wiedererlangung des Bewusstseins besteht.

Behandlung und Pflege sollen sich in diesen Fällen nach den Grundsätzen der palliativen Medizin, Pflege und Begleitung ausrichten. Die wirkungsvolle Linderung von belastenden Symptomen (z.B. Schmerzen, Atemnot, Durst, Unruhe, Angst) soll im Zentrum stehen.
Ich verlange, dass nichts unternommen wird, was den Tod absichtlich herbeiführt.

- Angaben zur Schmerzlinderung
- Lebensverlängernde Maßnahmen (weitergehende Hinweise)
- Hinweise und Wünsche für notfallmäßige Sofortmaßnahmen (Reanimation)
- Langzeitpflege
- Organspende

Ich gestatte die Entnahme meiner Organe zur Transplantation ja/nein
Ich erlaube die Entnahme meiner Organe zur Transplantation mit ...... Ausnahme folgender Organe: (aufführen, die nicht gespendet werden sollen)

- Hinweise zu einer möglichen Autopsie
- Wünsche, die die Bestattung und Trauerfeier betreffen
- Vorstellungen über die ärztliche Behandlung, Pflege und Begleitung in den schwersten Augenblicken
- Wünsche zur Seelsorge

Rechtsverbindliche
Unterschrift...........................Ort/Datum..........................

Eine Kopie dieser Verfügung befindet sich bei:
(Name, Vorname und Anschrift, Tel.Nr. und eMail-Anschrift)

## Vollmacht

Ergänzend zu meiner Patientenverfügung bevollmächtige ich folgende Person meines Vertrauens, die meine in der Patientenverfügung dargelegten Wünsche und Vorstellungen wahrnehmen sollen, wenn ich diese selbst nicht mehr realisieren kann;

Name,
Vorname,
Geb.-Datum,
Anschrift,
Telefon,
eMail-Anschschrift

Ich erkläre mich damit einverstanden, dass Ärztinnen, Ärzte und Pflegende der/den bevollmächtigten Personen die relevanten Informationen zukommen lassen und befreie sie ausdrücklich – meinen Bevollmächtigten gegenüber – von der ärztlichen Schweigepflicht.

Ort, Datum der/des Bevollmächtigten

Ort, Datum des Vollmachtgebers

Um meinen in der Patientenverfügung niedergelegten Willen zu bekräftigen, bestätige ich diesen nachstehend mit folgenden Änderungen: (Hier können später Änderungen und neue persönliche Erfahrungen eingefügt werden).

Datum, Unterschrift ..........................................................................

Im Folgenden bestätige ich mit meiner Unterschrift, dass ich den Inhalt meiner Patientenverfügung überprüft habe und sich mein Wille und meine Vorstellungen nicht geändert haben.

Datum, Unterschrift ..........................................................................

# Vorsorgevollmacht/Betreuungsvollmacht

(Adresse des Betreffenden)

Hiermit bevollmächtige ich, ......, geb.........
für den Fall, dass ich meinen Willen nicht mehr bilden oder verständlich äußern kann, dass sich nachfolgend die »Bevollmächtigten« genannt, um alle meine persönlichen Angelegenheiten kümmern sollen.

1. **Bevollmächtigt(r) mit Geburtsname, Geburtsdatum, Anschrift**
2. **" "**

**B. Umfang der Vorsorgevollmacht**

Die Bevollmächtigten sind befugt, die Vertretung, soweit gesetzlich zulässig, insbesondere in den nachfolgenden Angelegenheiten vorzunehmen:

- Vertretung gegenüber Behörden und Gerichten,
- Erwerb und Verkauf von beweglichen Sachen und Rechten,
- Verwaltung und Pflege von Grundvermögen (außen und innen), insbesondere auch Instandhaltung sowie Verfügung über vorhandenen Grundbesitz einschließlich Verkauf,
- Entgegennahme von Zahlungen,
- alle Vertragsangelegenheiten, insbesondere Kündigungen, Abwicklung und Abschluss von Verträgen,
- uneingeschränkte Verfügungsbefugnis im Geschäftsverkehr mit der Hausbank oder sonstigen Banken und Sparkassen über die jeweiligen Guthaben, Depots und sonstigen Vermögenswerte, und zwar nur zu meinen Gunsten,
- Bestimmung meines tatsächlichen oder gewöhnlichen Aufenthaltes,
- die rechtliche Betreuung gemäß § 1896 BGB.
- Mich gegenüber den behandelnden Ärzten, Krankenhäusern, Pflegeheimen oder sonstigen Einrichtungen zu vertreten,
- in ärztliche Eingriffe einzuwilligen oder diese zu versagen und dazu ggfs. die Genehmigung des Vormundschaftsgerichtes einzuholen. Sie sind berechtigt, alle ärztlichen Behandlungsunterlagen einzusehen und alle notwendigen Informationen und Auskünfte zu verlangen. Die behandelnden Ärzte entbinde ich zu diesem Zweck von der Schweigepflicht,

- für mich auch über notwendige Einwilligungen in ärztliche Untersuchungen, Heilbehandlungen und Eingriffe zu entscheiden und zusammen mit den behandelnden Ärzten Art und Umfang der erforderlichen Medikamente zu bestimmen. Ferner sollen die Bevollmächtigten die Entscheidung darüber treffen, ob freiheitsentziehende Maßnahmen erforderlich sind, insbesondere die Unterbringung in einer geschlossenen Abteilung eines Alten- und Pflegeheimes, einer geschlossenen Station eines Krankenhauses oder einer ähnlichen Einrichtung, aber auch pflegerische Maßnahmen wie Bauchgurt, Bettgitter und Ähnliches.

Eine etwaige Unterbringung, Betreuung etc. soll aus meinem Kapital, soweit vorhanden, bezahlt werden. Die Bevollmächtigten sollen meinen Hausrat, soweit er nach einem Umzug nicht mehr benötigt wird, auflösen und verkaufen können. Das sonstige Vermögen sollen die Bevollmächtigten nach den Regeln einer ordnungsgemäßen Wirtschaft gewinnbringend sicher, aber nicht spekulativ anlegen. Sie sollen Erträge und – wenn nötig – auch die Substanz für meine Versorgung einsetzen. Soweit, aus welchem Grunde auch immer, für mich eine Betreuung erforderlich bzw. angeordnet werden sollte, so wünsche ich, dass dann die Bevollmächtigten die Betreuung übernehmen.

**Besondere Hinweise**

Die Bevollmächtigten sind berechtigt, für bestimmte Rechtsgeschäfte Untervollmacht zu erteilen. Die Aufgabenerledigung aus dieser Vollmacht sollt unentgeltlich erfolgen. Den Bevollmächtigten wird Befreiung von den Beschränkungen des § 181 BGB erteilt.

Die Vollmacht geht über meinen Tod hinaus gem. §§ 164 ff, 1896 Abs. 2 BGB.

Die Bevollmächtigten erhalten jeweils eine Ausfertigung dieser Vollmacht von mir.

Ich wünsche die Registrierung dieser Vollmacht im Zentralen Vorsorgeregister bei der Bundesnotarkammer. Ich bitte meinen Bevollmächtigten (Name, Anschrift, Telefon), dieses schnellstens zu veranlassen.

Hiermit erkläre ich, dass ich beim Abfassen der Vorsorgevollmacht im Vollbesitz meiner geistigen Kräfte bin und mir bewusst ist, welche Auswirkungen die Tragweite meines niedergelegten Willens hat.

(Nicht zutreffendes bitte streichen)
(Alle 2 Jahre neu unterschreiben, selber oder Ihre Willensvertreter)

-

**Ort, Datum, Unterschrift von:**

Auftraggeber Bevollmächtigte

## Bestattungsvorsorge

Sie ist die Möglichkeit, Vorsorge für den eigenen Todesfall zu treffen.
Die Vorteile sind:

- den Angehörigen/Hinterbliebenen die Last der Entscheidung abzunehmen;
- es verbleiben keinerlei finanzielle Verpflichtungen für die Verwandten;
- es wird selbst bestimmt, was im Todesfall durchgeführt werden soll;
- es wird selbst festgelegt, wer im Falle des Ablebens die Angelegenheiten regeln soll;
- es verursacht ein gutes Gefühl, alles geregelt zu haben.

<u>Detailregelung der eigenen Bestattung</u>
Es empfiehlt sich, die eigene Bestattung bereits zu Lebzeiten zu regeln. Grundsätzlich kann eine Bestattung im Voraus im Detail geplant werden – unabhängig von der finanziellen Frage.
Ein Vorsorgevertrag ist dafür die geeignete Form, da ein Teil des Vorsorge-Planes aus einer vertraglichen Regelung über den Ablauf der Bestattung besteht.
Darüber hinaus ist eine letztwillige Verfügung über Ort und Art der Bestattung möglich.
Der Inhalt derartiger letztwilliger Verfügungen kann sich sowohl auf den Leichnam als auch auf die Art der Bestattung richten und auch Einzelheiten der Beisetzung regeln (Lage d. Grabstelle, Ausschmückung, Auswahl des Grabmals etc.)
Ebenfalls ist ein Testament geeignet, Anordnungen und Wünsche einer Bestattung im Detail zu regeln.
Dies alles ist für Angehörige bindend. (§1940 u. 2192 ff.BGB).

Jedoch genügen in den meisten Fällen auch Umstände und Tatsachen bzw. kurze schriftlichen Notizen, aus denen ein bestimmter Wille des Verstorbenen bezüglich des Ortes und der Bestattung gefolgert werden kann.

## Testament

Mit einem Testament kann die gesetzliche Erbfolge – mit Ausnahme feststehender Pflichtanteile – außer Kraft gesetzt werden.

Das öffentliche Testament wird von einem Notar errichtet. Dabei kann der Erblasser seinen letzten Willen mündlich erklären oder eine – offene oder verschlossene – Schrift mit der Erklärung überreichen, dass sie seinen letzten Willen enthalte (§ 2232 BGB).
Das eigenhändige (Privat-)Testament (§ 2247 BGB) wird ohne Hinzuziehung einer Urkundsperson (Notar) oder von Zeugen vom Erblasser allein durch eine von ihm eigenhändig geschriebene und unterschriebene Erklärung errichtet.

Die Orts- und Zeitangabe ist zwar nicht mehr erforderlich, aber zweckmäßig, zumal das letzte Testament maßgebend ist
(§§ 2253 ff. BGB).

## Fantasiereise zu meiner Quelle

Du bist in einem Wald –
hohe, schlanke Bäume,
wie Säulen eines Domes –
glatte Stämme, dichte Kronen aus Laub
wie ein Dach über dir –
deine Füße federn beim Gehen auf dem Waldboden,
wohltuend, schwingend –
wie anders ist das Laufen hier –
kein Beton, Asphalt und Stein –
dort sind Füße müde,
hier sind sie lebendig warm –
du läufst über Erde, Moos und Gras –
du läufst, läufst und fühlst dich wohl –
du riechst den Duft des Waldes –
Ruhe umgibt dich –
das Laufen hier ist eine Lust –
du möchtest schreien vor Freude und Wohlbehagen.
Dein Weg endet an einem Dickicht –
ein schmaler Weg windet sich durch das Grün –
du fühlst dich mutig –
du willst da durch –
nun bist du inmitten von Laub und Ästen, Blättern –
du riechst –
du hörst Geräusche –
du schlängelst dich durchs Geäst –
Blätter steifen dich
dein Gesicht –
wann hört es auf?
Bald ist das dunkle Grün zu Ende –
du stehst auf einem moosigen Pfad –
nach ein paar Schritten vor dir siehst du ein Bächlein –
fröhlich plätschert es über Steine –
Sonnenstrahlen glitzern auf dem Wasser.
Es lockt dich an –
du fühlst dich wie gezogen von einer unsichtbaren Schnur –
du hast`s erreicht –

es ist wunderschön,
so lebendig und bewegt –
und du merkst,
du willst diesem Bächlein folgen –
willst sehen, wo es herkommt.
Du folgst dem Rinnsal und schon nach kurzer Zeit
siehst du die Quelle.
Hell ist es hier und licht.
Du gehst ganz nahe heran,
lässt dich auf die Knie nieder –
du hältst deine Hand ins Wasser,
es ist angenehm kühl –
du schöpfst mit den Händen ein wenig Wasser und trinkst –
du spürst,
dieser Schluck Wasser, der gibt dir Kraft
und du weißt plötzlich,
**es ist eine Kraftquelle – deine Kraftquelle.**
Du bist ganz ruhig und froh.
Du bemerkst plötzlich ein kleines Schild an deiner Quelle.
Als du es ein wenig abgerieben hast,
kannst du lesen, was darauf steht. (**z.B**.: Glaube)
Du verstehst nun, woher dir deine Kraft kommt.
Diesen Namen wirst du mitnehmen nach Hause
Du bist ganz ruhig –
dein Atem geht ruhig –
du bist ganz ruhig, gelöst und entspannt –
Aber nun ist es wirklich Zeit zu gehen.
Die Bilder verblassen.
Du kehrst langsam wieder in diesen Raum zurück.
Öffne deine Augen,
spanne die Hände und Füße an.
Gähne, wenn du willst,
komm dann behutsam wieder in die Senkrechte.

## Gedicht – PERFEKT

PERFEKT
so wollen wir Menschen sein
ohne Fehler
schön im Körper
unverletzlich an der Seele
über jede Kritik erhaben
ohne Angst
am liebsten auch noch unsterblich.
So hätten wir uns gerne und tun vieles,
um dieses Bild von uns zu malen
und für wirklich zu halten.
Weil wir es nicht sind,
wird geforscht und experimentiert.
Mit der Gentechnologie kann man nicht nur Pflanzen und Tiere;
kann man auch den Menschen PERFEKT machen;
PERFEKTER als jetzt jedenfalls.
Und die Informatiker träumen von künstlicher Intelligenz,
perfekten Wesen, die nicht mehr krank werden.
Ihre Handlungen sollen nur durch Logik und nicht von Gefühlen bestimmt werden, die den Menschen als Krone der Schöpfung beerben sollen.
Die Sprachwissenschaftler wissen es dagegen schon lange besser:
PERFEKT ist die abgeschlossene Vergangenheit.
Das PERFEKT hat seine Zukunft schon längst hinter sich.
Das PERFEKTE hat keine Zukunft; auch nicht im neuen Himmel und auf der neuen Erde, wo die LIEBE wohnt und wo sich Gerechtigkeit und Frieden küssen.
Denn die LIEBE hat immer auch Angst um den anderen.
Auch hat sie die Zukunft noch vor sich.

(Verfasser mir unbekannt)

## Gedicht – Tempo

**dann und wann**
das Tempo verlangsamen
- anhalten –
in Ruhe wahrnehmen
was um uns ist
was in uns ist
was uns schützt, bedroht,
was uns erfreut, fordert
was uns fördert
uns neu einstellen und ausrichten.

**Dann und wann**
das Tempo verlangsamen
– anhalten –
sich hinsetzen und setzen lassen
was sich um uns bewegt
was sich in uns bewegt
unsere Strukturen wahrnehmen
sehen, was und wie wir sind
was sie uns sagen wollen.

**Dann und wann**
das Tempo verlangsamen
– anhalten –
aus unserer Tiefe Bilder aufsteigen lassen
dankbar sein
und sehen
was sie uns zeigen wollen
wohin sie uns weisen.
(Verfasser mir unbekannt)

## Gedicht – Wege

Die schwersten Wege
werden alleine gegangen,
die Enttäuschung, der Verlust,
das Opfer,
sind einsam.
Selbst der Tote, der jedem Ruf antwortet
und sich keiner Bitte versagt,
steht uns nicht bei
und sieht uns nicht zu,
ob wir es vermögen.
Die Hände der Lebenden, die sich ausstrecken,
ohne uns zu erreichen,
sind wie die Äste der Bäume im Winter.
Alle Vögel schweigen.
Man hört nur den eigenen Schritt
und den Schritt,
den der Fuß noch nicht gegangen ist,
aber gehen wird.
Stehenbleiben und sich umdreh`n hilft nicht.
Er muss gegangen sein.
Nimm eine Kerze in die Hand
wie in den Katakomben.
das kleine Licht atmet kaum.
Und doch, wenn du lange gegangen bist,
bleibt das Wunder nicht aus,
**weil das Wunder immer geschieht,**
**und weil wir ohne die Gnade**
**nicht leben können.**

## Persönliche Angaben zu meiner Person als Mensch

Zugegeben, eine Selbsteinschätzung fällt mir sehr schwer. Ich könnte die Frage, wer ich bin, nicht klar verständlich beantworten. Ganz sicher aber bin ich ein Mensch, der täglich auch mit sich selbst im Kampf steht, mit seiner eigenen inneren Zerrissenheit, mit einer Vergangenheit, die emotional nicht unbedingt als schön zu bezeichnen ist. Aber vielleicht war und ist es gerade das gewesen, was mich auf meinen beruflichen Weg gebracht hat, der mein Leben seitdem vollständig sinnvoll ausfüllt. Es muss klar gesagt sein, dass ich in mir lebe, doch nicht mit mir zusammen und es wundert mich schon oftmals, dass mein Partner es mit mir aushält. Phasen der Verzweiflung sowie Phasen von Erfolg geben sich oftmals die Hand. Ich glaube auch, dass ich bei weitem noch nicht in mir »rund und vollständig bin«. Meine Kindheit habe ich als funktional, aber lieblos, wahrgenommen und auch in der Erinnerung hat sich das – trotz vielfältiger Betrachtungsweise im Nachhinein – nicht verschönert. Man hat mich mit einem ausgeprägten Pflichtgefühl und ausgebildeten mannigfaltigen Fähigkeiten ins eigene Leben »entlassen«, dennoch fehlte mir etwas. Die Seele blieb irgendwie leer. Sehr spät erst (1999) kam ich mit dem Hospiz in Kontakt. Die Atmosphäre, die einem dort begegnet und der Umgang miteinander – egal ob Personal, Ärzte oder Gäste – spricht das Herz an, ist menschlich harmonisch und absolut verständnisvoll. Das »Stützen und getragen werden« ist in meinen Augen der elementare Geist eines Hospizes, der es wert ist, erhalten zu werden. Der Umgang mit Sterbenden hat nichts mehr mit der Aufrechterhaltung der täglichen gesellschaftlichen Fassade zu tun oder mit dem Erfüllen von erwarteten Rollen und Aufgaben, sondern mit dem eigentlichen »Ich« des Menschen, und viele Betroffene begegnen sich selbst auch erst in diesem Stadium und sind oftmals über sich selbst überrascht. Die Gefühle sind intensiver, die Selbstvorwürfe allerdings auch, die häufig gestellte Frage: »Kann das alles gewesen sein?« und die Angst, wo geht es jetzt hin, sind Begegnungen mit der nackten Existenz. Das geht sehr wohl unter die Haut und konfrontiert einen auch zwangsläufig mit sich selbst. Viele Dinge, die im Alltag ganz wichtig oder unwichtig erscheinen, erhalten einen völlig anderen Stellenwert. Ich lerne schon, toleranter und verständnisvoller zu werden und bin bemüht, mich mit den Motiven von Handeln, Denken und Fühlen auseinander zu setzen, um letztendlich festzustellen, es handelt sich um ein Komplex von Verkettungen und einem aufgestapelten Paket von nicht minder wichtig zu bewertenden erlebten Verletzungen, Enttäuschungen und Zwängen, die ein jeder mit sich »herumschleppt«. Dies auseinander zu bröseln und aus verschiedenen Perspektiven noch einmal zu durchlaufen und zu betrachten, führt zur Versöhnung mit sich selbst und mit anderen, die »es einem angetan haben«. Des Weiteren verbindet es miteinander. Man stellt fest, wir sind uns alle ähnlich, doch nie gleich und das schafft eine friedliche Atmosphäre, Gefühle der Geborgenheit und des »Angenommen seins«. In der Begegnung mit »meinen Klienten«, bestehend aus Sterbenden, Trauernden sowie Biografieinteressenten, kann ich meine seelischen Schwingungen durchaus mit einfließen lassen. Gedanken, Wünsche und Vorstellungen werden geweckt und gemeinsam schaut man, wie sie zu realisieren sind. Es ist immer eine enge Zusammenarbeit, getragen von viel Vertrauen und Verständnis. 1958 in Köln geboren, absolvierte ich eine klassischen Kaufmannsausbildung und entsprechendem beruflichem Werdegang als Sekretärin und Marketingassistentin. 1999 qualifizierte ich mich – erst als Ehrenamtliche – in den Bereichen Sterben und Trauer; war in verschiedenen Hospizen (auch Kinderhospiz) tätig; studierte dann an der Uni Dortmund im Rahmen des Seniorenstudiums Soziale Gerontologie und bin seit 2006 selbstständig mit Hauptsitz Dortmund/Ruhrgebiet als Sterbe- und Trauerbegleiterin mit dem Firmennamen »Leiden Leichter«. Bei der Verwirklichung meiner Arbeit finde ich Befriedigung und hoffe, für andere eine Hilfe und ein Segen sein zu können.

Autorin<br>Petra Strößner<br>***„Leiden Leichter“***<br>Bredowstr. 30 a<br>44309 Dortmund

Tel. 0231 – 2 06 12 12<br>Mobil 0151 – 52 22 53 81<br>Internet: www.leidenleichter.de<br>e-mail: PetraStroessner@web.de